청소년 메이크업

올바른 화장법으로 피부건강도 지키고 더 예뻐지자!

첫 화장을 시작하는 10대를 위한

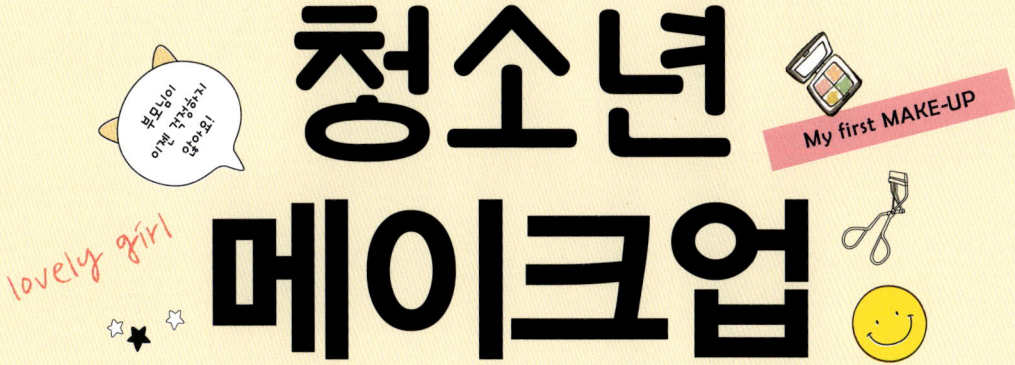

청소년
메이크업

My first MAKE-UP

부모님이
이제 화장하지
말아요

lovely girl

한지수 · 이유나 공저

BOOK STAR

Preface

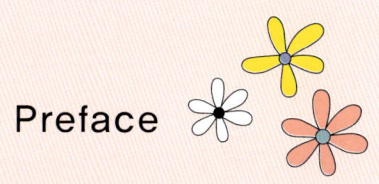

　이 책은 부모님과 사춘기 청소년이 달라진 세대에 대해 서로 이해하고 잘 소통할 수 있도록 구성하였습니다. 아름다움을 추구하는 것은 여성의 본능이라서 10대 여학생이 메이크업에 관심을 두는 것은 지극히 자연스러운 일입니다.

　아직은 메이크업을 하는 어린 학생에 대한 인식이 어른들의 시각에서는 부정적이지만, 학생들 사이에 화장이 널리 유행하는 현상은 일시적이 아닌 문화 현상으로 이제 반대만 하기보다는 제대로 된 메이크업을 알려 주어야 합니다.

　학생들에게 메이크업은 자신의 얼굴뿐 아니라 마음도 즐겁게, 친구와도 즐겁게 시간을 보낼 수 있는 마술입니다.

　초등학생부터 고등학생들의 의견을 귀담아들으며 그들에게 꼭 알려 주어야 하는 바른 메이크업에 대하여, 그리고 학생들이 궁금해 하는 부분에 대하여 자세히 설명하였습니다. 앞으로 청소년들의 올바른 지침서로, 나를 이해해 주는 친한 친구 같은 책이 되기를 바랍니다.

　이 책을 만들며 함께 해준 성신여자대학교 메이크업디자인학과 박찬송, 임혜수 그리고 학생들의 눈높이에서 함께 글을 쓴 김예린 학생에게 감사의 마음을 전달합니다.

　끝으로 책을 출간해 주신 북스타출판사 박정태 회장님과 편집부 여러분께도 고마움을 전합니다.

한지수, 이유나

CONTENTS

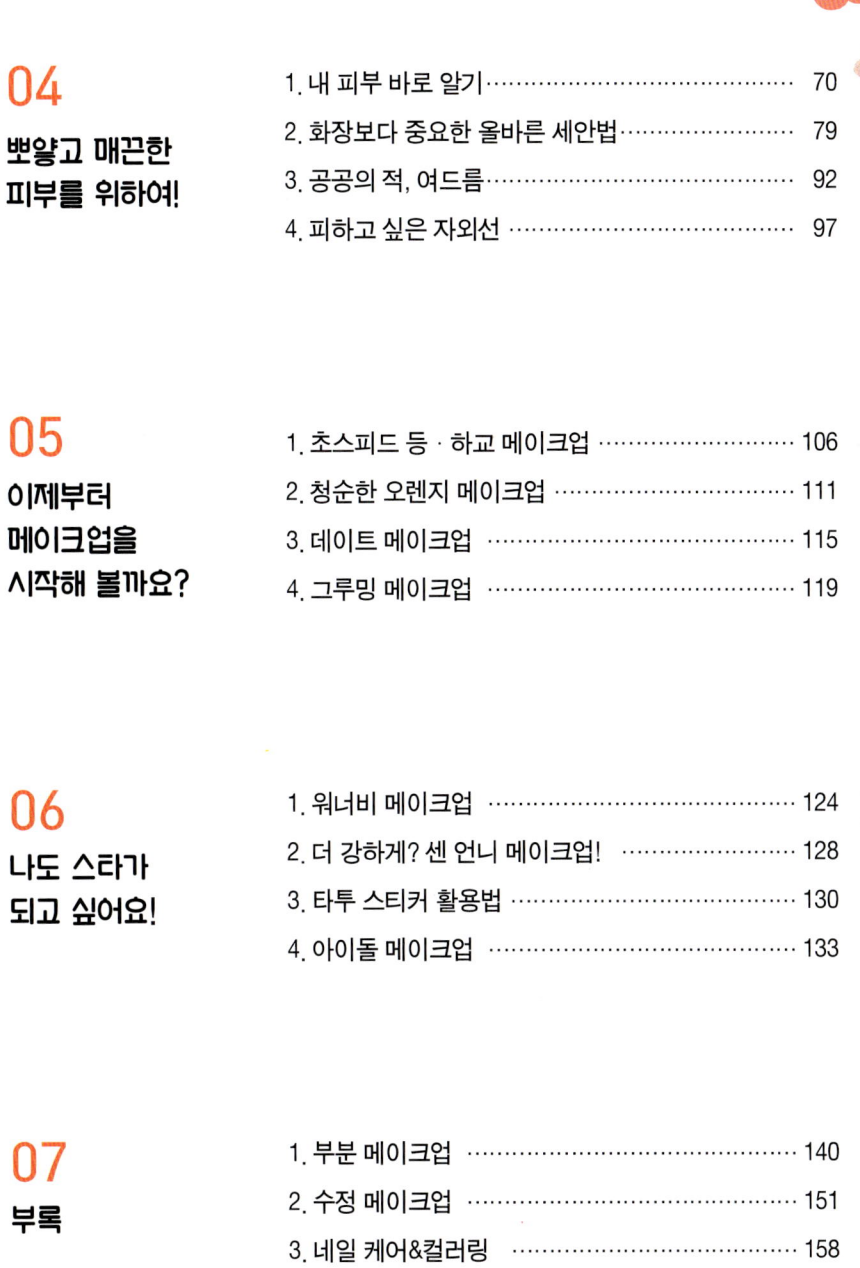

SUN BLOCK

SPA50+,
PA+++

Makeup of

나도 이제
메이크업 전문가!

내가 젤 이쁘고
싶은데 어떻게 하지?

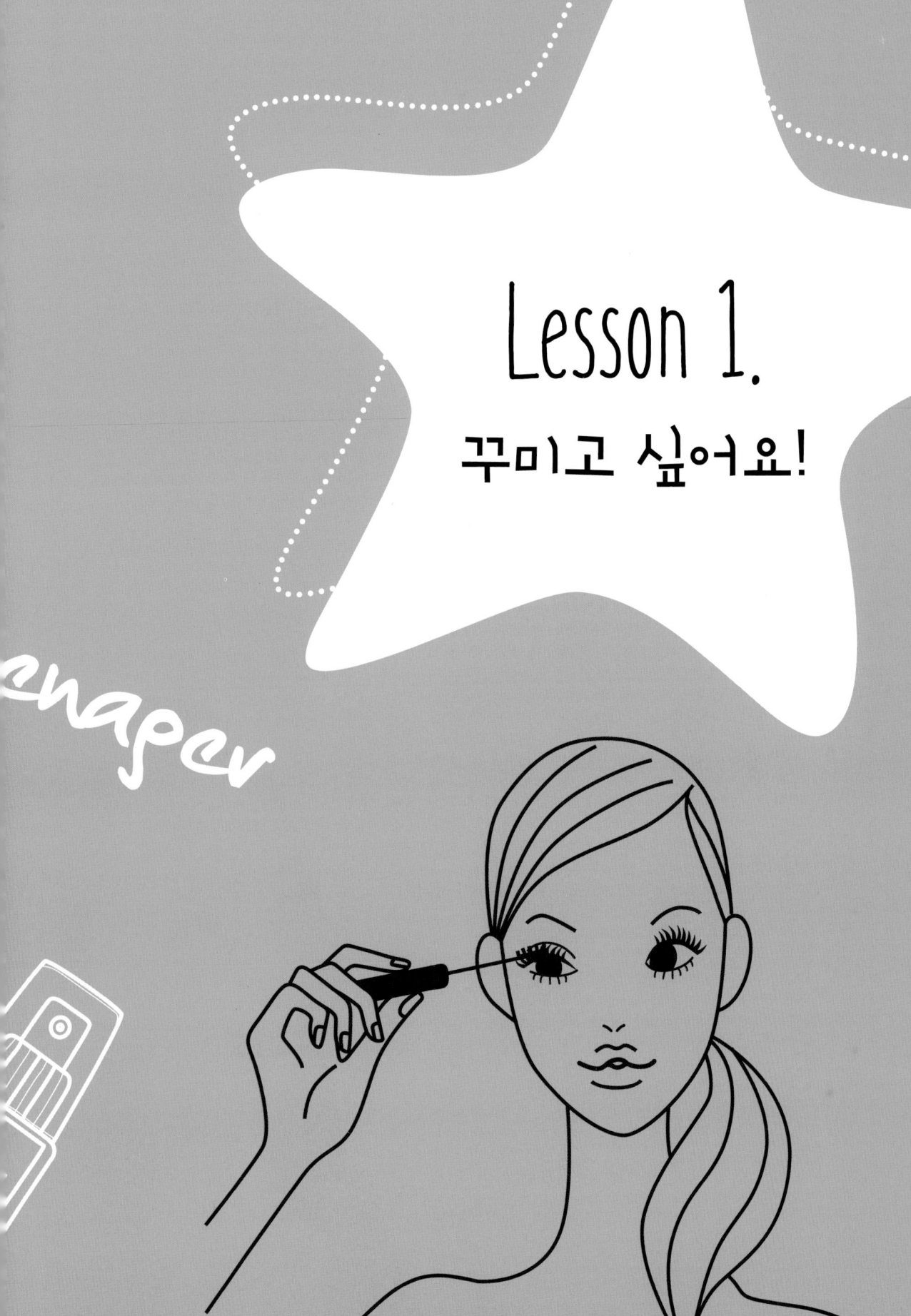

Lesson 1.

꾸미고 싶어요!

메이크업? 화장? 하긴 해야 하는데…

메이크업은 단순히 얼굴을 아름답게 꾸미는 차원이 아니라 의상과 헤어 스타일, 액세서리 등과 함께 토털 패션의 요소로서 자리매김했어요. 그렇 기 때문에 현대의 메이크업은 자신을 표현하는 수단과도 같죠! 외형적인 미적 효과 외에 타인과의 의사전달, 예의 표현 등 여러 가지 면에서 중요 한 역할을 한답니다.

메이크업은 자신의 가치관, 기호, 상황 등을 표현하는 도구이며 자신이 속한 사회, 문화와의 교류를 의미하는 차원으로 확장되고 있어요!

얼굴의 장점을 살리고 단점을 보완하여 개성 을 최대한 돋보이게 하는 아름다움의 표현 방 법이죠. 그러므로 얼굴 특징이나 장점, 결점 을 파악한 후 적합한 색과 명암을 매치시 켜 개성을 살려주도록 해요!

여러분도 그렇듯이, 많은 여성은 화 장(化粧)에 의해 자신의 외모가 아 름답게 변하는 것을 보고 행복해

궁금해~

하곤 하죠. 거울에 비친 자신의 모습을 관찰하여 자신 있는 부분과 그렇지 못한 부분을 잘 파악하고 수정, 손질함으로써 심리적인 안도감과 안정을 얻을 수 있어요. 얼굴은 선천적인 이목구비는 물론, 표정이나 움직임에 따라 다양하고 개성 있는 모습으로 연출되기도 하기 때문에 이를 표현 대상으로 하는 메이크업의 중요성은 점점 더 강조되고 있으며, TV가 보편화된 현대 사회에서는 외모가 더욱 중요하게 여겨지고 있답니다. 외모에 대한 관심이 급증하면서 어디에서나 메이크업이나 다이어트, 운동 등 많은 정보가 있는데 도움이 되는 정보를 잘 선택하였으면 합니다.

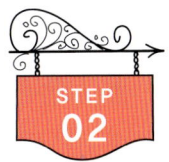

왜 메이크업이 하고 싶니?

어른들은 학생들이 메이크업하는 것을 싫어합니다. 물론 학교에 등교할 때 메이크업하고 가서도 안 됩니다. 하지만 학생들은 왜 이렇게 메이크업이 하고 싶을까요?

직접 학생들을 만나 질문했어요. 초등학생들은 그냥 특별한 이유가 없었어요. 단순한 호기심, 말리는 사람도 없고 제품을 사는 게 어렵지도 않다 보니, 예전에 엄마 화장품을 호기심으로 한번 써 봤다면 초등학생의 이유없는 사용이 이해가 가기도 하네요. 이제 좀 더 이유를 정확하게 설

명해 주는 중학생과 고등학생의 의견을 종합해 볼까요?

이유 1   예뻐지고 싶어요!

사람이라면 누구나 타인에게 좋은 인상을 남기고 싶어 해요. 오늘날 화장이 이만큼 발전한 이유에는 이런 '단장'이라는 의미가 가장 큰 요소가 되는데, 이에 대해 좀 더 알아볼까요?

학생들이 예뻐지고 싶은 가장 큰 이유는 아무래도 '이성 친구'가 빠질 수 없겠죠! 학생이라고 해서 공부만 한다는 건 사실 어려운 일이라는 걸 잘 알아요. 좋아하는 남자 친구에게 예뻐 보이고 싶고, 원래 피부가 좋아 보이고 싶은 건 당연한 일입니다. '페이스북'이나 '인스타그램' 같은 SNS로 퍼지고 있는 훈남, 훈녀 사진들을 보면, 그들처럼 되고 싶고, 따라 하고 싶은 것이 학생들의 자연스러운 마음이랍니다.

이유 2   재미있어요!

화장에 관심이 많은 친구들을 보면 대부분 화장하는 걸 재미있어해요. 요즘 '유튜브(YouTube)' 채널을 보면 많은 뷰티 유튜버들의 영상이 상당히 인기 있는데, 그 이유는 평범한 데일리 메이크업을 하는 차원을 넘어서 연예인 따라잡기 메이크업, 할로윈 특수 분장, 개성 있는 외국 스타일 메이크업이나 성형 메이크업 등, 강렬한 인상의 재미 위주의 콘텐츠들을 생산하기 때문이랍니다. 메이크업이 학생들의 놀이 문화로 자리 잡아 서로 모여, 가지고 있는 화장품을 사용해 보면서, 그리고 친구의 얼굴에 메이크업을 해주며 시간을 보내고 있습니다. 아주 자연스럽게 화장과 화장품에 대한 관심이 커지고 있습니다.

이유 3   주위 친구들도 다 같이 해요!

일반적으로 사람들은, 자신이 소속된 무리에 자연스럽게 섞여 있는 것을 선호하기 때문에 주변에서 무언가 유행하기 시작하면 그것을 좇아가는 경향이 강하답니다. 특히 개개인의 가치관이 뚜렷하게 성립되지 않은 미성숙한 청소년들이라면, 친구들 무리에서 소외되는 것이 두렵거나, 혹은 자신만 튄다는 생각에 유행하는 화장법을 무작정 따라 시작하기도 해요.

이유 4   유행에 뒤떨어지기 싫어요!

'얼짱 신드롬'과 10대 멤버들이 많은 '걸그룹'을 바라보며 학생들은 외모를 중시하는 사회적 분위기와 어우러져 그들처럼 되려고 합니다. 외모에 대한 그들의 생각은 자신을 아름답게 꾸미는 것은 자신을 당당하게 드러낼 수 있다고 생각합니다. 따라서 이제 메이크업은 여학생뿐만 아니라 남학생 사이에서도 BB크림과 눈썹을 그리는 정도는 기본적으로 하고 있어요.

이처럼 학생들 사이에 화장이 널리 유행하는 현상은 일시적인 것이 아닌 문화 현상으로 이제 반대만 하기보다는 제대로 된 메이크업을 알려 주어야 합니다.

어른들은 왜 화장을 하지 말라고 하는 걸까?

학부모들의 가장 큰 걱정은 초등학생 때부터 시작된 화장으로 인해 피부가 엉망인 학생들을 보게 될 때예요. 때문에 부모님들은 학생들에게 화장 안 한 얼굴이 가장 예쁘다고 말하지만, 학생들은 그 말을 이해하지 못합니다.

1차적인 이유

한창 호르몬의 분비로 민감해진 피부에 부족한 지식으로 화장을 막 하다 보면 피부가 손상되는 것은 물론, 한 번 손상된 피부는 되돌리는 과정이 매우 어렵기 때문이에요! 올바른 화장법과 철저한 클렌징, 피부관리가 중요하답니다.

2차적인 이유

화장하는 것에 열중한 나머지 학생의 본분과 해야 할 몫의 공부를 충분히 하지 못할까 봐 염려하신 거지요. 학생이라면 학업에 열중하는 모습이 제일 예뻐 보이거든요!

엄마, 아빠의 속마음 Talk!

1. 어린 피부에 해로운 화장품의 남용으로 이어질까 봐…
2. 화장하는 것에 열중한 나머지 학생이 해야 하는 몫의 공부를
   하지 않고 탈선의 길을 걸을까 봐 염려되요.
3. 나이와 신분을 고려했을 때 화장이 어울리지 않아서…

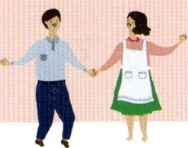

책을 준비하며 학생들에게 질문하고 받은 답변과 인터넷 사이트에 여러 질문과 답변들을 보면서 이제 메이크업을 학생들에게 못하게 하는 것보다는 제대로 할 수 있는 방법을 알려 주어야겠다고 생각했습니다. 이미 학생들의 메이크업은 사회적으로 이슈가 되어 신문기사나 언론에서도 이러한 내용을 쉽게 찾을 수 있었습니다.

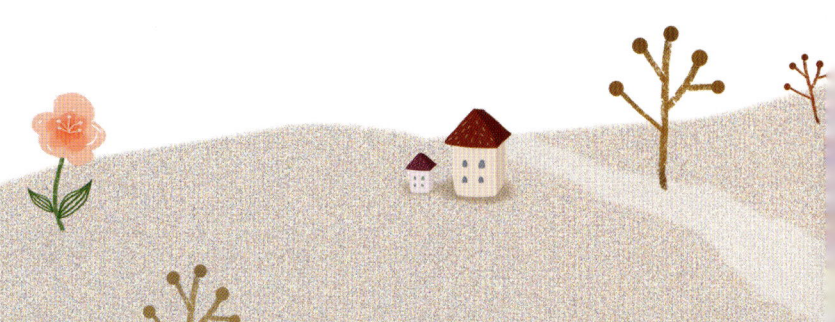

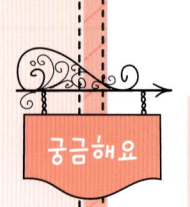

숙명여대 대학원생 전혜정 씨의 석사논문(2015)인 '여중·여고생의 피부 및 메이크업이 심리적 안녕감에 미치는 영향'에서, 중·고등학교 여학생 500여 명에게 설문한 내용을 간략하게 정리하였습니다.

Q 처음 화장을 시작한 시기는?

A 78.4%로 중학교 때 화장을 시작한 학생이 가장 많았고, 고등학교 때 시작한 학생이 13.6%, 초등학교 8% 순이었습니다.

Q 얼마나 자주 화장을 하나요?

A 매일 화장하고 있다고 답한 학생은 36%, 110여 명으로 가장 많았고, 1주일에 3차례 이상 한다는 학생도 26%, 80여 명이나 되었어요.

Q 중학생 때 화장을 시작한 이유는?

A '예뻐 보이기 위해서'라는 대답이 45%로 가장 많았고, '피부 결점을 보완하기 위해서'라는 답이 27%로 상당 부분을 차지했습니다.

Q 현재 화장을 하고 있는지?

A 511명 중 314명이 현재 화장을 하고 있으며, 과거에는 했지만 지금은 안 하는 학생이 38명으로, 화장을 해 본 경험을 가진 학생은 70% 정도였습니다.

학생들에게 직접 질문한 내용의 답변입니다.

Q 화장품은 어디에서 구매하나요?

A 가격이 저렴한 로드 숍에서 구매하거나 방송이나 잡지 등에서 에디터가 추천하는 제품을 구매하고, 친구들 사이에서 유행하는 상품을 학교 앞 문구점에서 사거나 친구들끼리 돌려써요.(초등학생)

Q 화장품을 사는 기준이 무엇인가요?

A 케이스가 예쁜 것, 향기가 좋은 것으로 고르곤 해요. 물론 가격은 비교적 저렴한 것으로요! 처음엔 가격이 저렴한 걸 위주로 사지만 그 다음엔 비싸더라도 좋은 브랜드 제품을 사서 친구들에게 자랑합니다.

Q 유통 기한은 지켜서 사용하나요?

A 화장품에도 유통 기한이 있는지 몰랐어요. 그냥 다 쓰면 버리고, 실증나면 친구들이랑 교환하곤 했죠.

Q 화장하는 것을 아직 들키지 않기 위해 어떻게 하나요?

A 집에 들어가기 전에 물티슈로 빡빡 지우고 들어갔어요.

Q 클렌징 티슈와 물티슈의 차이를 알고 사용하나요?

A 아니요. 같은 거라 생각해서 쉽게 구할 수 있는 물티슈로 지워요.

문구점 화장품을 사용하는 이유	문구점 화장품의 문제
○ 저렴해서 ○ 쉽게 살 수 있어서 ○ 특이하고 예쁜 디자인	○ 알 수 없는 유통업체 ○ 유통 기한 미기재 ○ 기준치에 맞지 않는 화장품 성분

해결 방안	○ 하나의 놀이 문화 ○ 올바른 화장법, 세안법 제안 ○ 학생들의 화장품 관리 ○ 알 수 없는 화장품 유통을 제재 ○ 외모 만족도를 높여 대인관계에서 자신감 ○ 피부 부작용을 줄일 수 있는 품질의 화장품 선택 요령

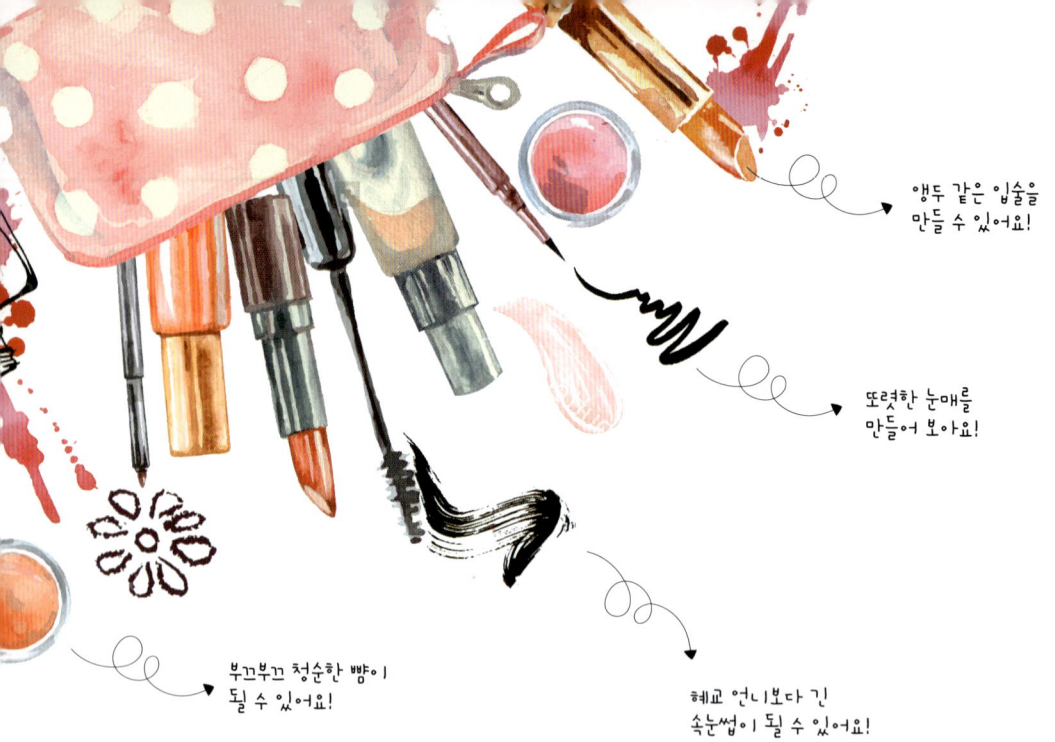

앵두 같은 입술을
만들 수 있어요!

또렷한 눈매를
만들어 보아요!

부끄부끄 청순한 뺨이
될 수 있어요!

혜교 언니보다 긴
속눈썹이 될 수 있어요!

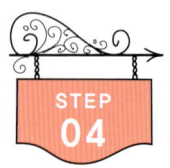

STEP
04

==학생들은 메이크업 파우치에 어떤 것을 휴대하고 다니고, 어떤 제품을 바를까?==

메이크업에 관심이 많은 학생들을 만나 가지고 있는 화장품도 보고 어떻게 구매했는지, 어떻게 사용하는지, 왜 메이크업을 하는지 질문했습니다. 학생들 사이에서 나름 화장을 한다고 소문난 학생들의 화장품이라서 그런지 학생들이 갖고 있는 화장품은 거의 프로의 수준!

이렇게 좋은 화장품을 그리고 이렇게 다양한 화장품을 가지고 있는 거에 놀랐습니다. 무엇이 있는지 살펴 볼까요?

💜 초등학생

한눈에 봐도 초등학생들은 캐릭터나 제품의 용기 디자인을 보고 제품을 선택하는 것 같네요. 색조는 입술 정도만 합니다. 궁금해서 구매는 했지만 하고 다니기에는 아직 창피하다고 하네요. 피부는 하고 나면 너무 둥둥 떠 보이고 이상해서 안 한다고 합니다. 아직 피부가 너무 좋고 예뻐서 할 필요가 없는 거죠.

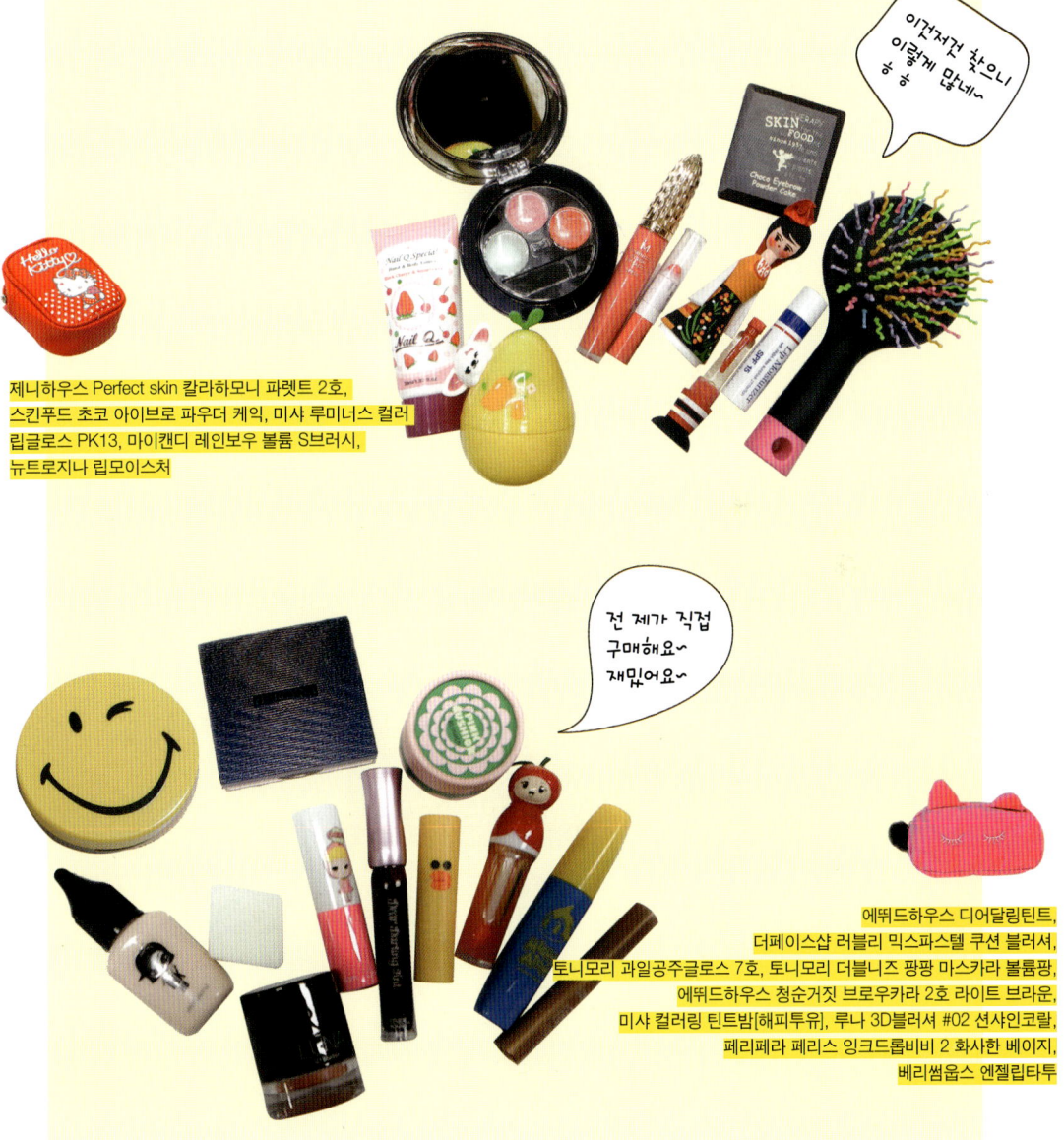

이건저건 찾으니 이렇게 많네~ ㅎㅎ

제니하우스 Perfect skin 칼라하모니 파렛트 2호,
스킨푸드 초코 아이브로 파우더 케익, 미샤 루미너스 컬러
립글로스 PK13, 마이캔디 레인보우 볼륨 S브러시,
뉴트로지나 립모이스처

전 제가 직접 구매해요~ 재밌어요~

에뛰드하우스 디어달링틴트,
더페이스샵 러블리 믹스파스텔 쿠션 블러셔,
토니모리 과일공주글로스 7호, 토니모리 더블니즈 팡팡 마스카라 볼륨팡,
에뛰드하우스 청순거짓 브로우카라 2호 라이트 브라운,
미샤 컬러링 틴트밤[해피투유], 루나 3D블러셔 #02 션샤인코랄,
페리페라 페리스 잉크드롭비비 2 화사한 베이지,
베리썸웁스 엔젤립타투

♥ 중학생

초등학생들보다 화장품의 종류가 다양해졌네요. 캐릭터 모양을 보고 제품을 선택하기보다
는 기능을 보고 선택한다고 합니다.

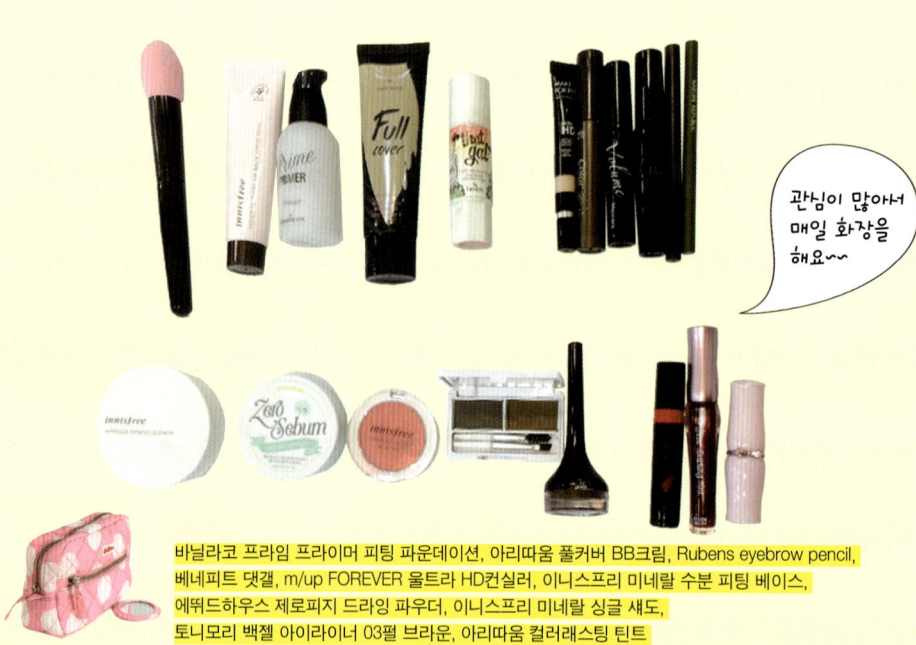

관심이 많아서
매일 화장을
해요~~

바닐라코 프라임 프라이머 피팅 파운데이션, 아리따움 풀커버 BB크림, Rubens eyebrow pencil,
베네피트 댓갤, m/up FOREVER 울트라 HD컨실러, 이니스프리 미네랄 수분 피팅 베이스,
에뛰드하우스 제로피지 드라잉 파우더, 이니스프리 미네랄 싱글 섀도,
토니모리 백젤 아이라이너 03펄 브라운, 아리따움 컬러래스팅 틴트

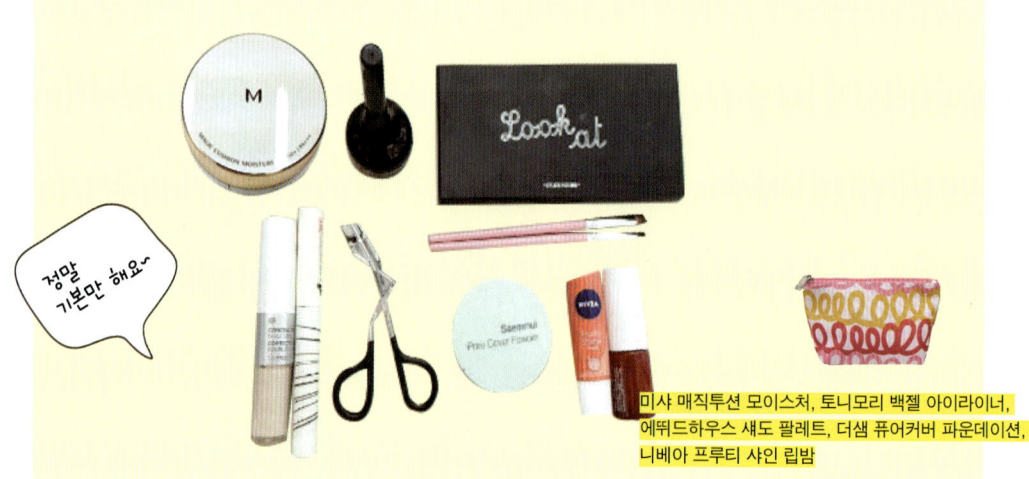

정말
기본만 해요~

미샤 매직투션 모이스처, 토니모리 백젤 아이라이너,
에뛰드하우스 섀도 팔레트, 더샘 퓨어커버 파운데이션,
니베아 프루티 샤인 립밤

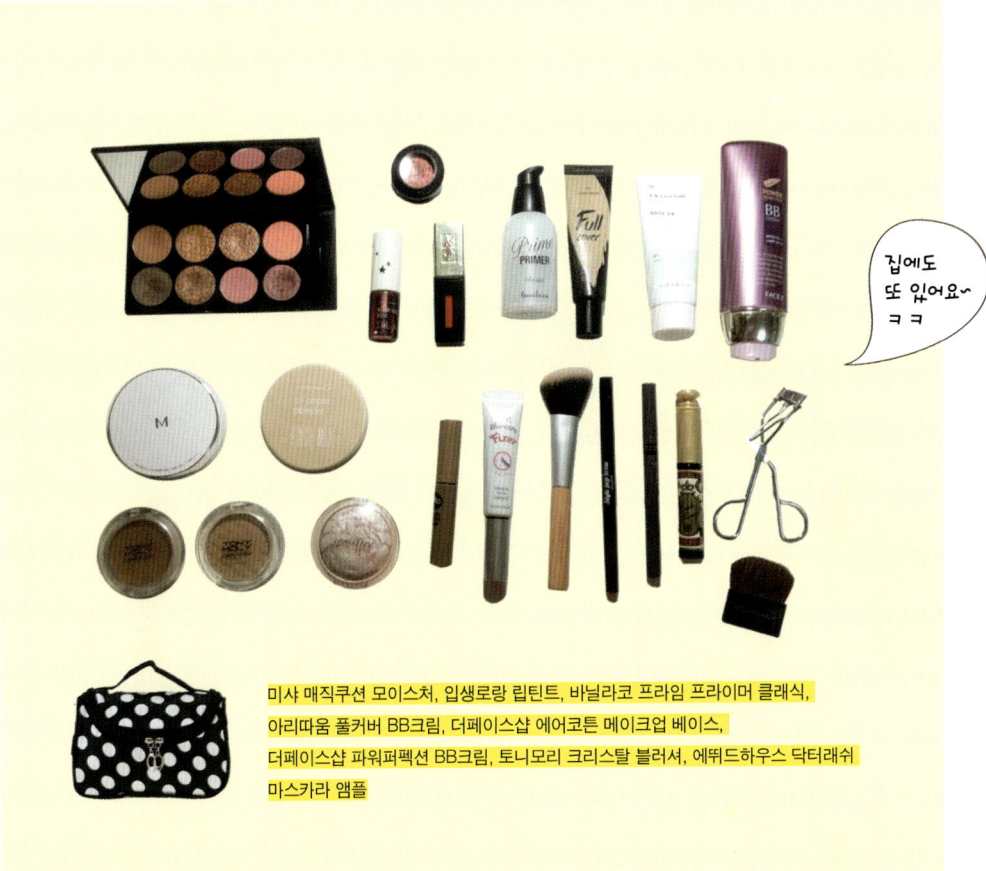

집에도
또 있어요~
ㅋㅋ

미샤 매직쿠션 모이스처, 입생로랑 립틴트, 바닐라코 프라임 프라이머 클래식,
아리따움 풀커버 BB크림, 더페이스샵 에어코튼 메이크업 베이스,
더페이스샵 파워퍼펙션 BB크림, 토니모리 크리스탈 블러셔, 에뛰드하우스 닥터래쉬
마스카라 앰플

♥ 고등학생

초등학생, 중학생보다 화장품의 종류가 다양하고 가격이 조금 있는 브랜드 제품을 선호하고
있어요. 기능에 따라 컬러별로 다양한 종류를 가지고 있어요.

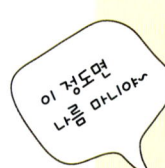

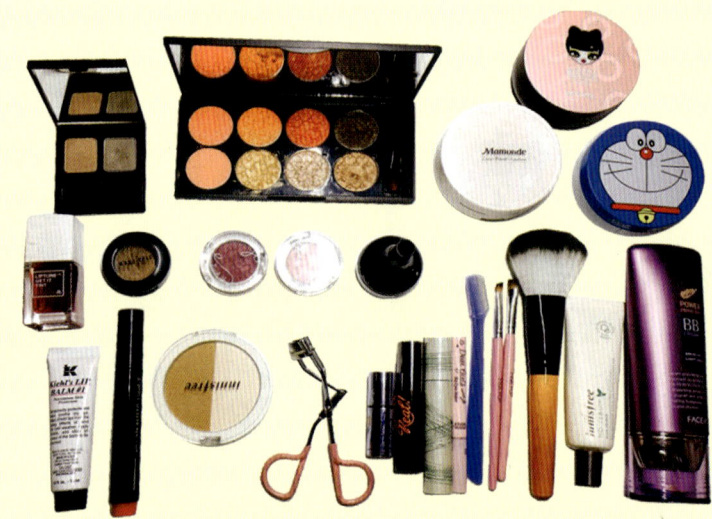

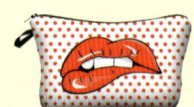
마몽드 커버 파우더 쿠션, 페리페라 페리스 워터 촉촉쿠션, 어퓨 도라에몽 에디션 에어쿠션,
키엘 센티드 립밤, 이니스프리 페이스 디자이닝 듀오, 에뛰드하우스 룩 앳 마이아이즈 섀도,
이니스프리 노세범 블러 프라이머, 더 페이스샵 파워 퍼펙션 BB크림

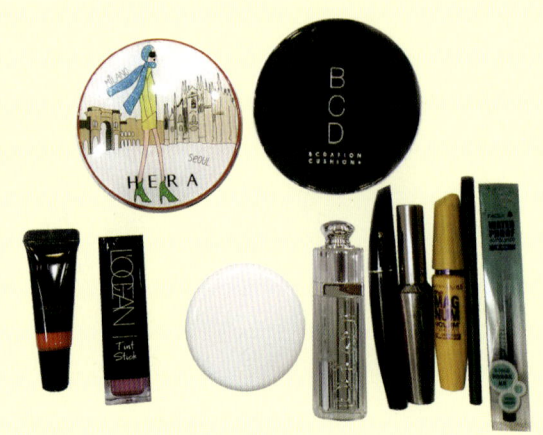

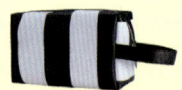
헤라 UV 미스트 쿠션, 토니모리 비씨데이션 쿠션
플러스(BCD쿠션), 로쎄앙 틴트스틱, 디올 어딕트
립스틱, 메이블린 뉴욕 더 매그넘 볼륨 익스프레
스 수퍼 필름 마스카라

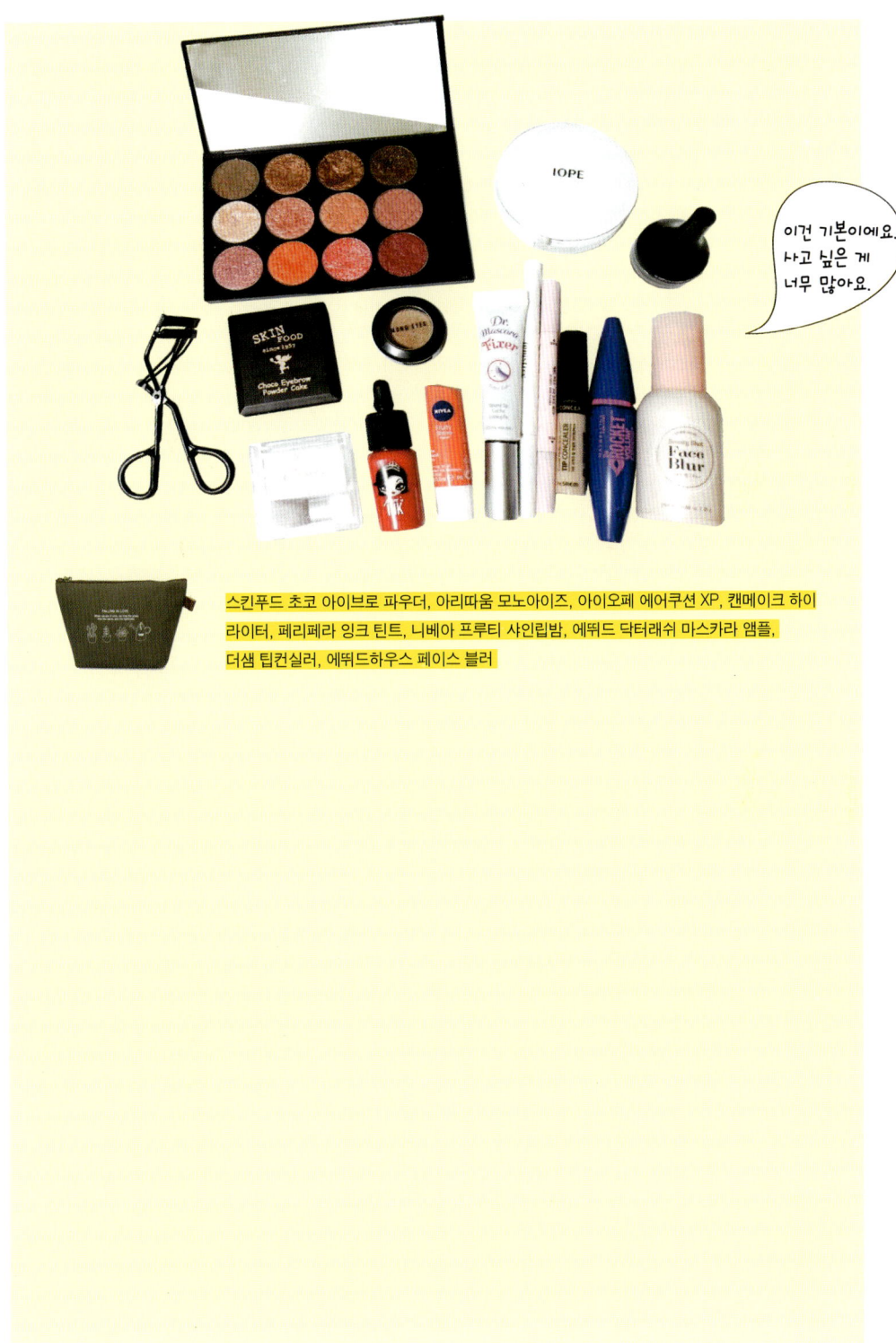

이건 기본이에요.
사고 싶은 게
너무 많아요.

스킨푸드 초코 아이브로 파우더, 아리따움 모노아이즈, 아이오페 에어쿠션 XP, 캔메이크 하이라이터, 페리페라 잉크 틴트, 니베아 프루티 샤인립밤, 에뛰드 닥터래쉬 마스카라 앰플, 더샘 팁컨실러, 에뛰드하우스 페이스 블러

💗 가방 속 화장품 목록

가장 많은 비중을 차지하는 제품은 립제품 → BB크림 → CC크림 → 아이 제품 순입니다.

초등학생

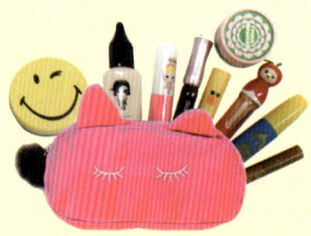

자외선 차단제, BB / CC 크림,
립밤 / 틴트, 마스카라, 치크 겸용 섀도,
립글로즈, 핸드 로션

중학생

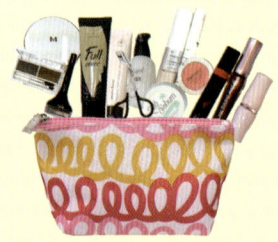

자외선 차단제, BB / CC 크림, 에어쿠션,
립밤 / 틴트, 치크 겸용 섀도, 아이브로 섀도,
마스카라, 아이섀도, 립글로즈, 기름종이

고등학생

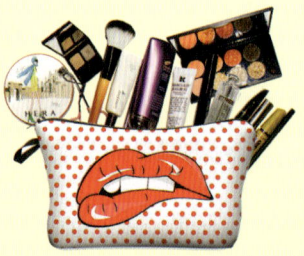

BB 크림, 자외선 차단제, 프라이머 / 컨실러,
에어쿠션 / 파운데이션, 아이섀도, 미스트,
아이라인, 립밤 / 틴트, 하이라이터/섀딩,
애교살, 뷰러 / 마스카라, 아이브로 마스카라,
마스카라, 아이브로 섀도, 치크, 립스틱

남학생

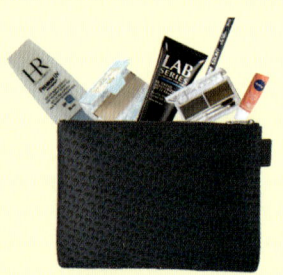

컬러 로션, BB / CC 크림, 아이브로 펜슬,
립밤, 파우더, 기름종이

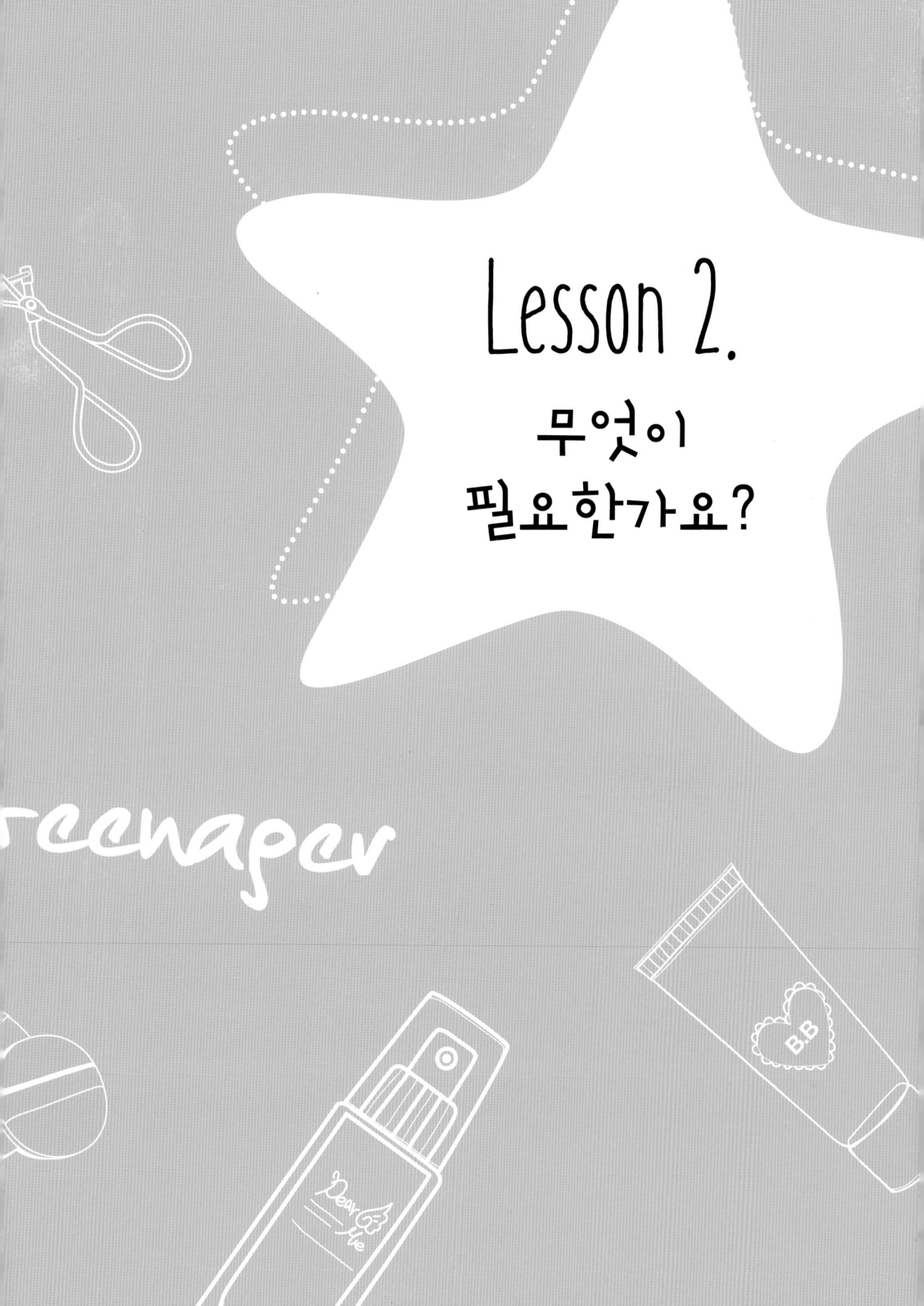

Lesson 2.
무엇이
필요한가요?

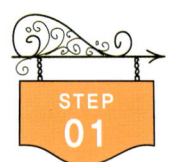

내가 쓰는 화장품 사용해도 될까요?

화장품이 뭐예요?

사람의 얼굴, 모발, 손, 손톱, 발톱 등을 아름답게 하거나 건강하게 유지하기 위해 조제된 물질로, 화장하는 데 쓰이는 모든 물품, 크림, 분, 연지, 향수 등을 가리키며 인체를 청결·미화하여 매력을 더하고 용모를 밝게 변화시키거나 피부와 모발의 건강을 유지 또는 증진하기 위하여 인체에 사용하는 물품을 말해요.

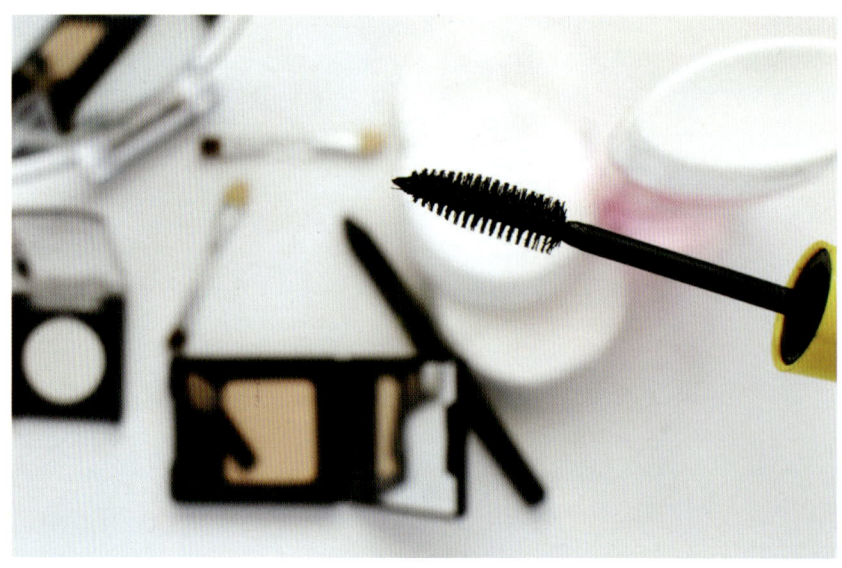

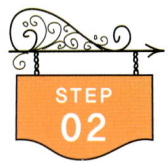

화장품의 종류

구 분	종 류
베이스 메이크업 Base make-up	프라이머 (Primer)
	메이크업 베이스 (Make-up base)
	파운데이션 (Foundation)
	컨실러 (Concealer)
	파우더 (Powder)
	하이라이트 & 컨투어링 (Highlight & Contouring)
포인트 메이크업 Point make-up	아이브로 (Eye brow)
	아이섀도 (Eyeshadow)
	아이라이너 (Eyeliner)
	블러셔 (Blusher)
	마스카라 (Mascra)
	립 (Lip)

기초 화장품

스킨, 로션, 자외선차단제 등 기초 스킨케어 제품을 꼼꼼히 발라 피부를
정돈해줘요. 피부가 건조하다면 크림이나 에센스를, 눈가에 주름이 생기
기 전에 아이크림을 발라주면 도움이 됩니다.

1) 스킨

- 화장수는 일반적으로 투명 액상 화장품이에요.
- 피부의 청결과 건강 유지를 위해 사용된답니다. 예컨대 세안 후 알칼리 성화 된 피부를 원래 상태인 약산성으로 회복시켜 주는 화장품이에요.

2) 로션

- 로션은 유액이라고도 하는데 화장수와 크림의 중간 형태를 말해요.
- 유분량이 크림에 비해서는 적은 에멀젼이며, 피부에 모이스처 밸런스를 유지하기 위해서 수분과 유분을 공급하는 화장품이에요.
- 보습제를 통해서 피부의 보습을 도와주고 유분 공급을 통해서 피부를 유연하게 해주는 기능을 가지고 있어요.
- 유액에 비해서 수분이 많은 화장품이므로 피부에 발림성이 좋고, 비교적 가볍게 피부에 유분을 공급할 수 있는 기초 화장품이에요.

3) 에센스

- 미용액이라고 하는 에센스는 유럽에서 '세럼'이라고 부르기도 하는데 중요 성분을 고농축으로 피부에 제공한다는 의미에서 컨센트레이션(concentration)이라고 말하기도 해요.
- 주로 고농축의 영양 공급과 보습 기능은 물론 미백이나 자외선 방지제, 그리고 세포 활성제와 같은 영양 공급 기능성 고농축 성분을 피부에 제공하는 기초 화장품이에요.

4) 크림

- 화장수와 함께 크림은 오래전부터 널리 사용되어온 기초 화장품이에요.
- 유액과 마찬가지로 서로 혼합되지 않는 수상과 유상을 유화제를 매개로 하여 유화시켜 제조해요.
- 유액에 비해 반고형의 형태를 가지고 있기 때문에 유액에 비해서 매우 안정적이며, 여러 종류의 첨가물들을 높은 비율로 배합할 수 있기 때문에 다양한 종류로 제조, 소비되고 있답니다.
- 역시 피부의 모이스처 밸런스를 유지해 주고 수분과 유분의 공급, 제정, 클렌징을 비롯한 여러 가지 기능을 가진 크림 제품들이 있어요.

5) 자외선 차단제

피부에 꼭 필요한 기능성 화장품인 자외선 차단제는 피부 노화 예방 효과가 있다고 인정받은 유일한 화장품입니다. UVA는 1년 365일 거의 비슷한 강도이므로 이른 아침이나 늦은 오후의 햇살에도 결코 방심하면 안돼요. 특히 겨울엔 눈이 오면 지표면에서도 반사되어 자외선이 2배라 꼭발라야 합니다. UVB는 피부에 화상을 입히는 자외선으로 강한 햇살 아래서 무방비로 태닝을 하고 나면 어깨나 등, 콧잔등의 꺼풀이 벗겨지는데 이것은 화상을 입은 것으로 심하면 2도 화상인 수포가 생기기도 합니다. 정도에 따라 흉터가 생기고 눈가나 뺨에 기미로 그 흔적을 남깁니다. 오전 10시부터 오후 2시까지가 가장 강하니 이 시간에는 외출을 자제하거나 자외선 차단제를 꼭 챙기세요.

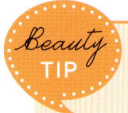

■ **자외선 차단제 꼭 바르세요!**

자외선 차단제의 중요성은 이제 많은 정보를 통해 이미 알고 있을 거예요. 언제부터 바르는 게 좋을까요? 아려도 바르는 것이 좋다고 하니 외출한다면 30분 전에 미리 발라두는 것이 좋습니다. 사실 실내에 있어도 창문을 통해 자외선이 들어오기 때문에 아침에 일어나 로션을 바를 때 자외선 차단제를 바르는 게 좋습니다. 기미나 잡티가 생기는 요인은 자외선에 의한 외적인 요인에 의한 경우가 많고 특히 피부가 희고 붉은색을 띠는 피부는 표면이 얇아 자외선으로부터 멜라닌 색소침착이 다른 사람보다 더 빨리 진행되므로 더욱더 신중히 관리를 해야 합니다. 자외선 차단제가 포함된 다양한 제품보다는 자외선 차단용 제품을 따로 사용하는 것이 좋고, 잡티나 주근깨가 많은 경우라면 커버력이 높은 자외선 차단제를 사용해야 합니다.

색조 화장품

1) 프라이머

• **기능** : 피부의 모공 or 요철을 감춰주고 지속력을 높여줍니다.

• **종류** : 크림, 밤, 스틱, 파우더

• **사용 방법** : 파운데이션 전 단계로 모공이 두드러진 부분에 국소적으로 얇게 펴 발라줘요.

2) 메이크업 베이스

• **기능** : 피부 톤 보정

• **종류** : 컬러 베이스, 쉬머 베이스(=펄 베이스), 수분 베이스

• **색상** : 그린, 핑크, 블루, 옐로, 바이올렛, 화이트

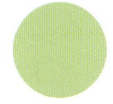 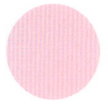    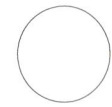

그린	핑크	블루	옐로	바이올렛	화이트
자연스럽고 깨끗한 피부 표현	창백한 얼굴을 혈색 있게 표현	붉은 기 커버	붉은 기 커버와 자연스러운 피부 표현	노란 피부 화사하게 표현	투명한 피부 표현

3) 파운데이션

- **기능** : 피부 결점 커버, 피부색 정도
- **종류** : 리퀴드, 크림, 스틱, 쿠션, 파우더, 무스, 에어스프레이
- **사용 방법** : 얼굴 안쪽 → 바깥쪽으로 피부 결을 따라 손이나 도구를 이용해 발라줍니다.

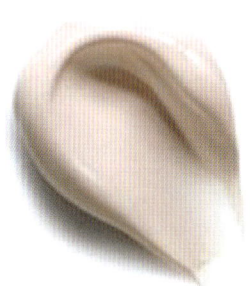

① **리퀴드 파운데이션** : 가장 일반적인 파운데이션 형태

- **장점** : 밀착력이 좋고 얇게 펴 바르기 쉬워요.
- **단점** : 제형이 묽어 커버력과 지속력이 약하고, 손으로 바르면 각질이 뜨기 쉬워요.

② **크림 파운데이션** : 유분이 많아 건성 피부에 권장하는 타입

- **장점** : 발림성이 좋아 손으로 바를 수 있어요.

  각질 부각 없이 촉촉해요.

  소량으로 메이크업 가능해요.
- **단점** : 유분이 많고 지속력이 리퀴드에 비해 낮아요.

③ **쿠션 파운데이션** : 리퀴드 파운데이션이 스펀지에 적셔진 상태

• **장점** : 단시간에 메이크업 가능해요.

　　　　　여러 번 덧발라도 두껍지 않고 촉촉해 보여요.

　　　　　휴대가 간편하여 수정 화장에 좋아요.

• **단점** : 끈적임이 있고, 잘 지워져요.

④ **케이크 파운데이션** : 파우더 대용으로 사용 가능한 제품

• **장점** : 파우더보다 커버력이 좋아요.

　　　　　보송보송한 마무리가 가능해요.

　　　　　휴대가 용이하여 수정 화장에 좋아요.

• **단점** : 화장이 답답해 보이고 주름이 부각되어 보여요.

　　　　　건조할 수 있어요.

■ **파운데이션 고르는 방법**

① 자신의 얼굴색 파악　　② 자신의 피부 타입 파악
③ 기호에 맞는 텍스처 선택　④ 파운데이션 색상명 파악　⑤ 정확한 테스트

자연스런 파운데이션 색을 고르는 게 아직도 어렵다면 얼굴이 아닌 목에 발라
가장 자연스러운 색상을 선택하세요.

4) 컨실러

잡티나 뾰루지 등 피부 결점을 컨실러로 커버해요. 경계면이 튀지 않도록
커버 부위 주변을 손가락이나 브러시로 블렌딩해 줍니다.

• **기능** : 다크서클, 잡티, 점 등의 피부 트러블을 부분적으로 커버하여 깨

끗한 피부로 만들어 줍니다.

- **종류** : 리퀴드, 스틱, 크림, 펜슬
- **장점** : 깨끗한 피부로 표현할 수 있어요.
- **단점** : 사용량과 범위에 따라 메이크업이 두꺼워 보일 수 있어요.

5) 파우더

- **기능** : 유분감 조절, 산뜻한 피부의 마무리, 메이크업의 지속력을 높여 줘요.
- **종류** : 루스, 프레스드, 피지 컨트롤
- **사용 방법** : 건성 피부는 브러시, 지성 피부는 T존 부위 퍼프로 가볍게 발라줍니다.

6) BB 크림(Blemish Balm, 블레미시 밤)

- **기능** : 잡티와 붉은 기 커버, 피부색 보정
- **장점** : 커버력이 좋고 적당히 쫀쫀한 제형이에요.

  유분이 많아 발림성이 좋아요.

  초보자도 쉽게 바를 수 있어요.
- **단점** : 컬러가 하나인 제품이 많아 자신의 피부 톤과 안 맞을 수도 있어요. 색상이 칙칙하고 유분이 많아 다크닝이 생겨요.

7) CC 크림(Complexion Corrector, 컴플렉션 코렉터)

- **기능** : 피부를 맑고 윤기 있게 표현해 줘요.
- **장점** : 자연스러운 컬러와 수분감이 있어요.

비비 크림의 칙칙함을 없앴어요.

- **단점** : 원래 피부가 좋은 사람에게 적합해요.

  비비 크림에 비해 떨어지는 커버력이 단점이에요.

8) 섀딩 & 하이라이트

콧등, 미간 사이, 이마의 중심 부분, 눈 밑과 턱의 중간 부분에 가볍게 하이라이트 해줘요. 강하지 않도록 제품의 컬러나 펄 입자의 굵기, 양 조절에 주의하는 것이 좋아요. 섀딩은 얼굴의 외곽 부위에 넓다고 생각하는 부위에 자연스럽게 어두운색으로 눌러주어 시각적으로 좁아 보이게 하여 착시 효과를 주게 되요.

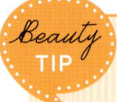

Beauty TIP

- **입체감을 더하는 섀딩 해야 하나?**

섀딩은 피부색보다 진한 컬러를 사용해 얼굴 라인에 음영을 주는 메이크업으로 초보자에게는 너무 어려워요. 섀딩을 통해 얼굴 윤곽에 음영을 표현하면 입체적인 느낌의 연출이 가능하지만, 얼굴 라인에서 들어간 곳과 나온 곳을 자연스럽게 강조하기 위해선 당연히 하이라이트도 함께 해야 해요. 섀딩만으로 각진 턱과 넓은 이마, 통통한 볼살 등 얼굴의 모든 단점을 커버할 수는 없고 일상에서는 부자연스러울 수 있어요. 사진을 찍을 때 살짝하는 정도. 강한 섀딩은 역효과를 주기 때문에 자연스러운 얼굴의 윤곽을 살려 얼굴 전체가 작아 보이는 효과를 주는 것이 더 바람직해요.

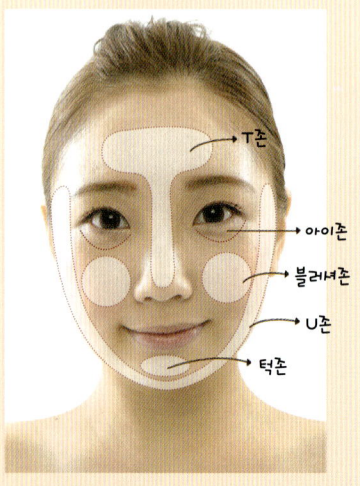

◎ **T존** : 하이라이터
◎ **아이존** : 다크서클 컨실러
◎ **블러셔존** : 하이라이터, 블러셔
◎ **U존** : 쉐이딩 · 브론저
◎ **턱** : 하이라이터

포인트 메이크업

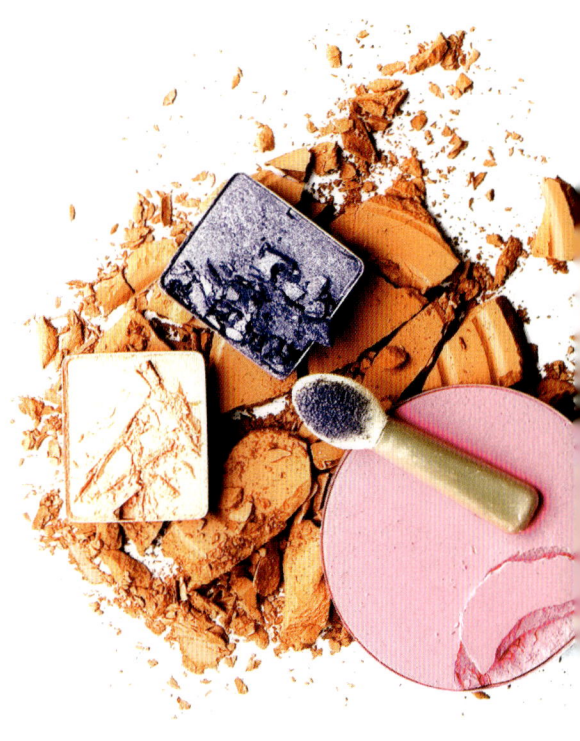

1) 아이브로 메이크업

머리색과 맞추어 눈썹 결을 따라 자연스럽게
그려준 후 뭉친 부위는 스크루 브러시로 정리
해요. 콧방울과 눈 끝이 45도 정도 각을 만들
고 2/3 지점에 눈썹 산을 올려 그려줍니다.

2) 아이섀도 메이크업

메이크업의 목적에 맞추어 2~3가지 색상의 섀
도를 선택하여 그러데이션 해줘요. 색상의 배
색과 질감이 가장 중요하므로 선택 시 자신에게 맞는 것을 선택하세요.

3) 아이라이너

점막과 속눈썹 사이사이를 메우듯 그려주어 또렷한 눈매를 완성해 줘요.
눈매에 알맞게 눈 뒷부분 0.2~0.3mm 정도 살짝 길게 빼 그려 주는 것이
포인트!

4) 마스카라

시선을 무릎으로 향하게 응시한 후 아이래시 컬을 이용하여 속눈썹 가장
안쪽부터 힘을 주어 컬을 만들어 줘요. 속눈썹 끝으로 올수록 힘을 빼주
면서 위로 들어 올려 자연스러운 곡선이 생기도록 해줍니다. 속눈썹의 가
장 안쪽부터 바깥쪽을 향해 지그재그로 올려주듯이 뭉치지 않도록 발라
주도록 해요.

5) 치크 메이크업

얼굴형의 특징에 따라 이미지를 표현할 수 있는 블러셔를 표현해 줘요.

6) 립 메이크업

컨실러를 사용하여 구각과 입술 라인을 정돈하여 깨끗해 보이도록 해요.

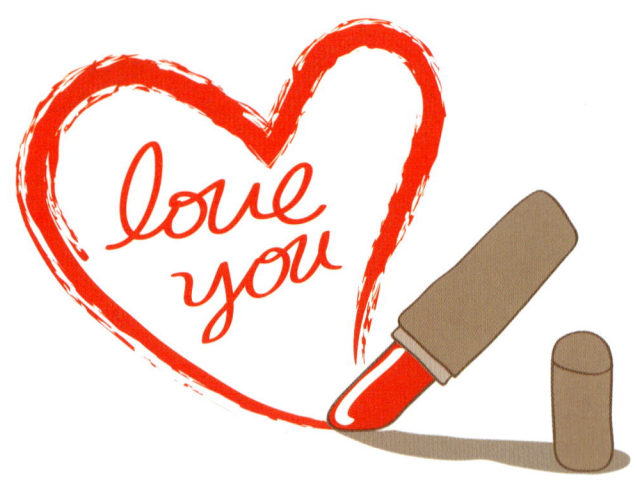

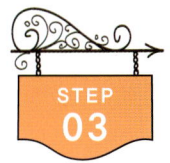

STEP 03

메이크업 도구는 무엇이 있을까요?

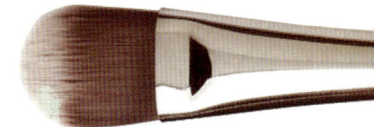

● **메이크업 브러시**

	컨실러 브러시 (Concealer brush) 눈 밑 다크써클이나 붉은 반점, 여드름, 기미 등의 잡티를 가릴 때, 립 라인 수정 시 사용하고, 크림이나 스틱 제형의 컨실러를 사용할 때 편리해요.
	파운데이션 브러시 (Foundation brush) 파운데이션을 얇게 도포할 때 사용하면 자연스러운 피부 표현을 할 수 있어요. 제형에 따라 모의 형태나 탄력성이 있는 브러시를 선택하면 된답니다.
	아이섀도 브러시 (Eye shadow brush) 아이섀도를 바를 때 사용하는데 큰 브러시는 넓게 눈두덩이 전체를 펴 바를 때 사용하면 좋고, 중간 정도 크기의 브러시는 메인 색상이나 좁은 면적을 바르는데 주로 사용해요.
	포인트 브러시 (Point brush) 짙은 색상의 섀도로 눈의 포인트를 주고 싶을 때 사용해요. 폭이 좁고 탄력이 있는 것으로 선택하는 것이 좋아요.
	스펀지 팁 브러시 (Sponge tip brush) 선명하고 진한 색상을 표현하고 싶을 때 가루 날림 없이 연출할 수 있어요. 교체형이라 팁을 교체하면 항상 새것처럼 사용할 수 있어요.
	블러셔 브러시 (Blusher brush) 치크에 볼터치를 할 때 사용하거나 얼굴의 윤곽을 수정하고 음영을 줄 때 사용합니다. 건강한 혈색을 표현하고 싶을 때 필요해요.

파우더 브러시 (Powder brush)

파우더를 얇고 자연스럽게 바를 수 있어 효과적이고, 투명한 피부 표현을 할 수 있어요. 메이크업 브러시 중에서 가장 크고 부드럽지요.

립 브러시 (Lip brush)

립스틱을 입술에 바르기 위해 사용해요. 고르게 펴 바르고 섬세한 입술을 그릴 수 있게 도와준답니다.

아이라이너 브러시 (Eyeliner brush)

젤 아이라이너로 섬세하고 또렷한 아이라인을 그릴 때 사용해요. 탄력이 있고 가는 것이 좋아요. 펜슬로 아이라인을 그릴 때는 필요하지 않아요.

스크루 브러시 (Screw brush)

눈썹 그릴 때 눈썹을 정리해 주고, 눈썹 부분의 짙은 섀도를 부드럽게 만들어주기도 하지요. 그리고 마스카라를 바른 후 뭉친 속눈썹을 빗어 줄 때 사용해요.

팬 브러시 (Fan brush)

부채꼴 모양으로 생긴 브러시에요. 여분의 파우더나 눈 화장 후 지저분한 잔여물 등을 털어 낼 때 사용하면 좋아요. 파우더 브러시보다 파우더를 더 가볍게 바를 수 있어 파우더 브러시로 사용하기도 합니다.

아이브로 브러시 & 콤 (Eyebrow brush & comb)

콤 브러시는 빗 모양 쪽은 눈썹을 다듬을 때, 눈썹의 길이를 잡아주거나 마스카라 사용 후 뭉치지 않도록 빗어주는 데 사용해요. 뻣뻣한 털의 부분은 눈썹의 방향과 형태를 정리할 때 사용하면 좋아요.

앵글 브러시 (Angle brush)

아이브로 브러시는 눈썹에 섀도를 칠해 공간을 채우거나 짙게 만들기 위해 사용해요. 모양은 각진 사선의 형태가 가장 좋아요.

● 메이크업 도구

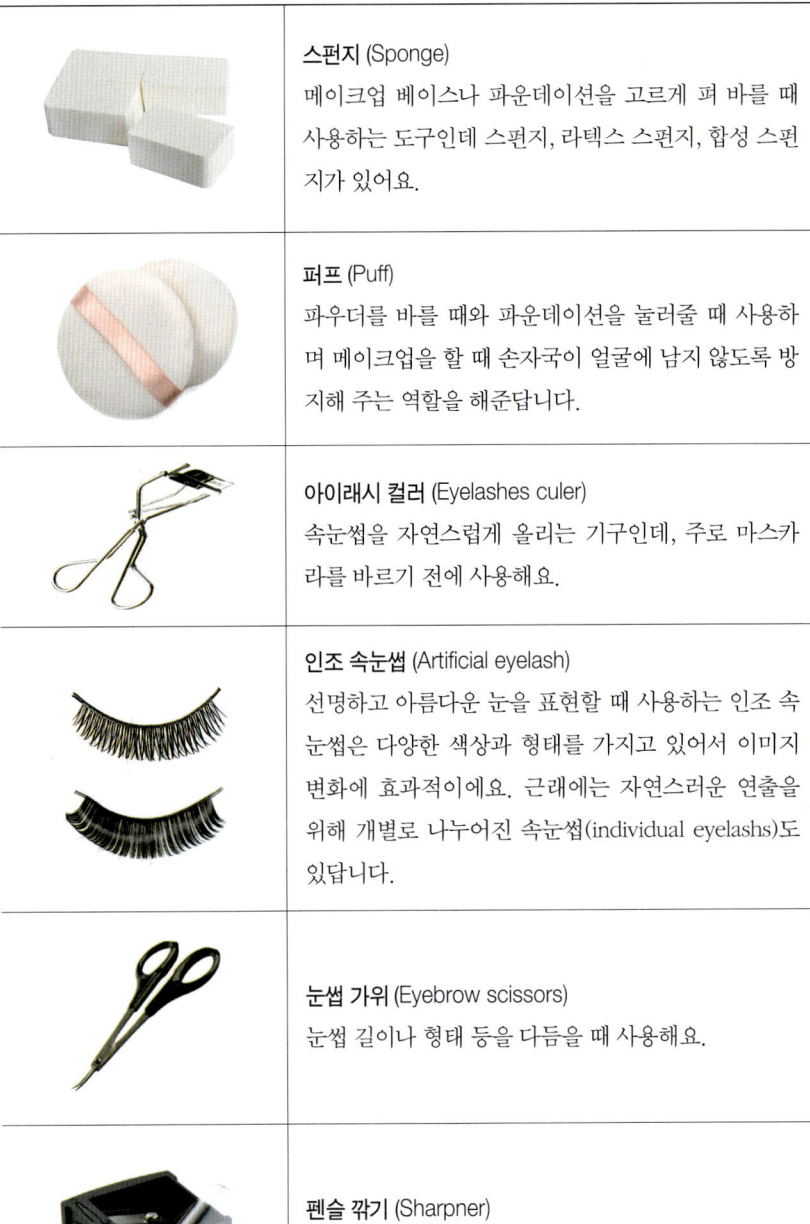

스펀지 (Sponge)
메이크업 베이스나 파운데이션을 고르게 펴 바를 때 사용하는 도구인데 스펀지, 라텍스 스펀지, 합성 스펀지가 있어요.

퍼프 (Puff)
파우더를 바를 때와 파운데이션을 눌러줄 때 사용하며 메이크업을 할 때 손자국이 얼굴에 남지 않도록 방지해 주는 역할을 해준답니다.

아이래시 컬러 (Eyelashes culer)
속눈썹을 자연스럽게 올리는 기구인데, 주로 마스카라를 바르기 전에 사용해요.

인조 속눈썹 (Artificial eyelash)
선명하고 아름다운 눈을 표현할 때 사용하는 인조 속눈썹은 다양한 색상과 형태를 가지고 있어서 이미지 변화에 효과적이에요. 근래에는 자연스러운 연출을 위해 개별로 나누어진 속눈썹(individual eyelashs)도 있답니다.

눈썹 가위 (Eyebrow scissors)
눈썹 길이나 형태 등을 다듬을 때 사용해요.

펜슬 깎기 (Sharpner)
펜슬 제형의 도구를 깎을 때 사용해요.

도구 관리는 어떻게 해요?

브러시 세척

브러시 세척은 천연 모, 인조 모 모두 해야 하고 찬물보다는 미지근한 물에 세척해야 유분이 잘 제거됩니다. 브러시 전용 샴푸를 사용하거나 또는 집에서 사용하는 헤어 샴푸, 주방 세제로 브러시를 세척할 수 있어요. 샴푸 후 컨디셔너(린스)까지 해주면 브러시 모가 부드러워 사용하기 더 좋습니다. 건조할 때에는 브러시의 원래 형태로 잘 잡아주고 그늘에서 세워 말려 주도록 해요.

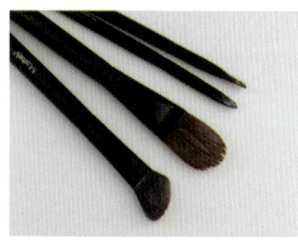

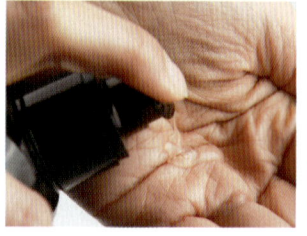

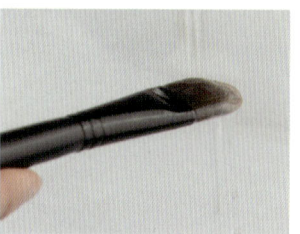

01 사용 후 브러시가 더러워졌어요. 1주일에 1~2회 세척해 주는 게 좋아요. 브러시가 더러우면 피부 트러블의 원인이 됩니다.

02 브러시 전용 샴푸를 손바닥에 브러시 크기에 맞게 덜어 주세요. 브러시 전용 샴푸가 없다면 헤어 샴푸로 대체해도 무방합니다.

03 브러시는 미지근한 물에 살짝 적셔 줍니다.

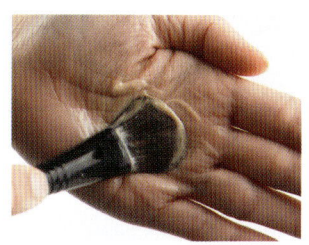

04 브러시의 털이 엉키지 않도록 넓은 면을 눌러주며 잔여물을 제거합니다. 적당한 힘으로 눌러가며 브러시 안쪽도 세척되도록 해요.

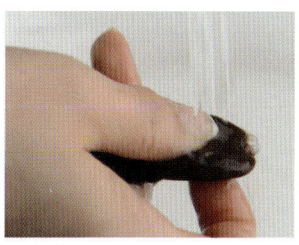

05 미지근한 흐르는 물에 충분히 헹구어 주며 손으로 조물조물 세척합니다.

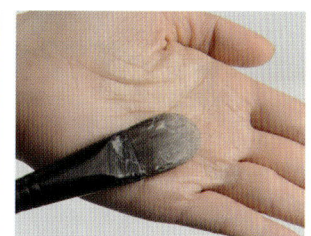

06 여러 번 헹구어 줍니다. 꼭 해야 하는 필수사항은 아니니 생략해도 좋아요. 컨디셔너로 한 번 더 세척하면 사용할 때 브러시가 부드러워요.

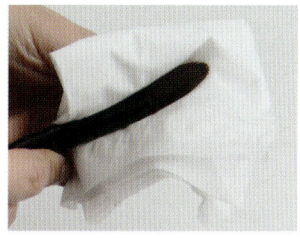

07 깨끗한 마른 수건이나 휴지로 수분을 제거해주고 브러시의 형태가 망가지지 않도록 합니다.

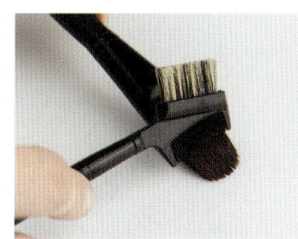

08 엉켜진 브러시 털을 방향에 맞추어 빗겨 줍니다.

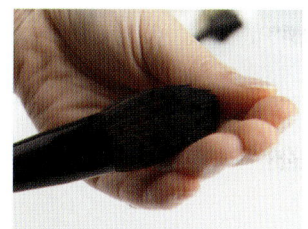

09 깨끗한 손으로 브러시의 모양을 잡아 줍니다.

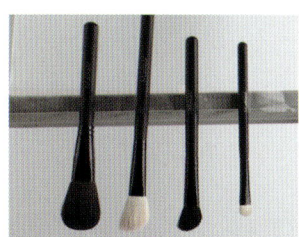

10 세척한 브러시는 통풍이 잘 되는 그늘에서 말려 줍니다.

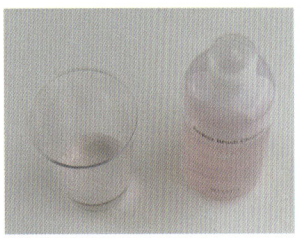

01 액상 타입의 클렌저도 다른 세척과 마찬가지로 천연 모, 인조 모 모두 사용 가능합니다. 알코올 성분이 들어 있어 한 번에 세척도 되고 소독도 되니 간편하죠.

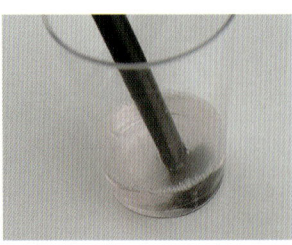

02 브러시를 세척 액에 담가 화장품의 여분이 녹도록 합니다. 이때 브러시의 모가 상하지 않도록 해요.

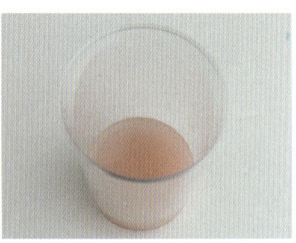

03 세척 액이 지저분해진 것을 확인할 수 있습니다. 늘 청결히 해야 하지요.

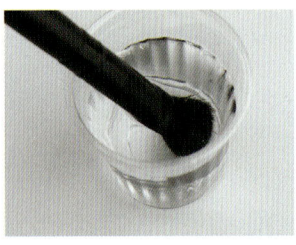

04 미지근한 물에 깨끗하게 헹구어 냅니다.

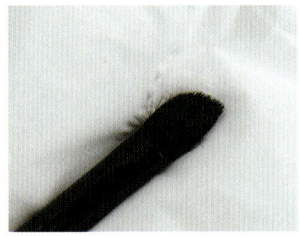

05 브러시 형태가 망가지지 않도록 물기를 제거해 줍니다.

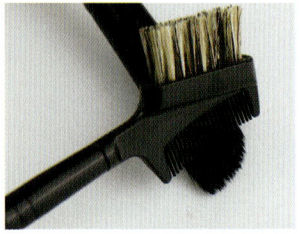

06 브러시 털을 정리하고 그늘에 건조하면 됩니다.

● 스피디한 브러시 세척을 위한 스프레이 클렌저

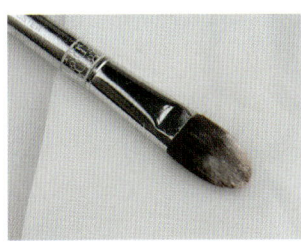
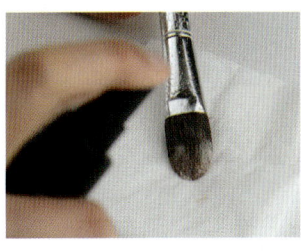
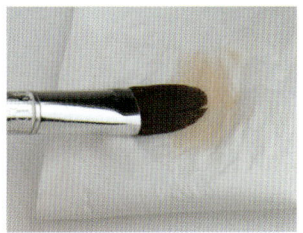

01 여러 번 사용해서 지저분 해진 파운데이션 브러시 는 꼭 세척해서 사용해야 해요. 상황이 여의치 않을 때에는 가장 편리한 이 방법을 사용해 보세요.

02 간단하게 스프레이 클렌 저를 2~3번 정도 뿌려줍 니다.

03 깨끗한 휴지에 쓱쓱 닦으 면 세척과 동시에 소독 효 과도 볼 수 있어요.

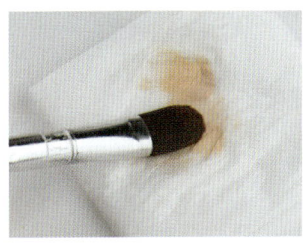
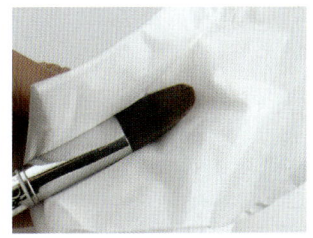

04 브러시 안쪽에서도 계속 화장품의 여분이 나오니 잘 닦아야 해요.

05 이제 깨끗해졌네요. 바로 사용해도 OK!

클렌징 폼을 이용한 브러시 세척

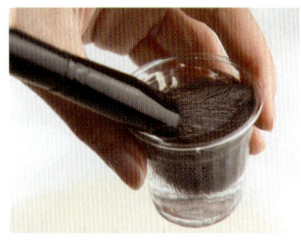

01 브러시를 미지근한 물에 적셔 줍니다.

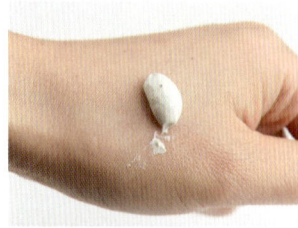

02 브러시 크기에 맞게 클렌징 폼을 준비합니다.

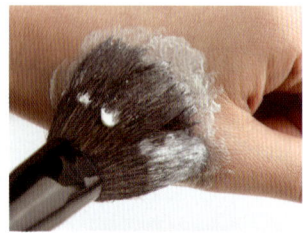

03 클렌징 폼을 브러시에 고루 묻혀 세척합니다.

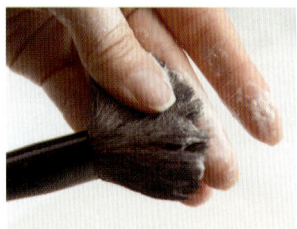

04 손으로 조물조물 거품을 내서 브러시 안쪽까지 잘 세척합니다.

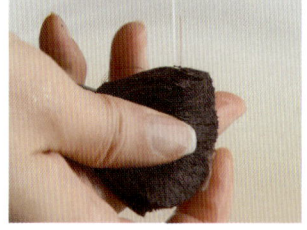

05 미지근한 물에 조물조물 헹구어 줍니다. 깨끗이 흐르는 미지근한 물에 헹구어 줍니다.

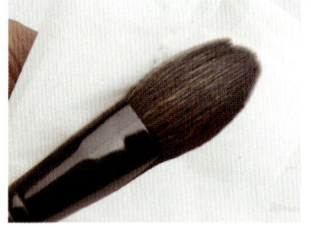

06 깨끗한 수건이나 휴지를 사용하여 수분을 제거합니다.

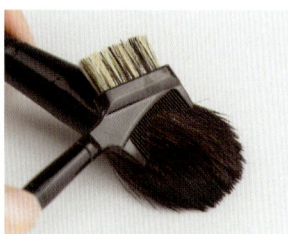

07 브러시의 털이 엉키지 않게 잘 빗겨 주고 정리합니다.

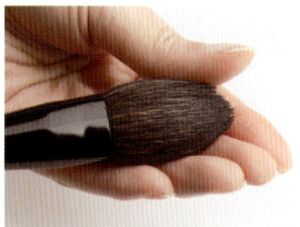

08 빗질해서 정리하니 다시 새것 같죠. 이제 그늘에 잘 말리면 되는데 깨끗한 흰 수건을 깔고 누여서 말리거나 책장이나 선반에 세워서 말려 줍니다.

스펀지, 퍼프 세척

브러시와 마찬가지로 샴푸, 주방 세제, 클렌징 폼으로 세척 가능합니다.

● **스펀지 세척**

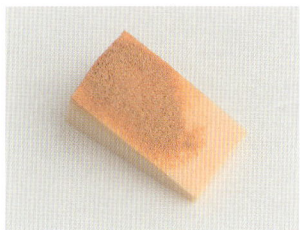

01 사용한 스펀지는 세척해서 사용하거나 가격이 비싼 게 아니라면 스펀지는 사용 후 새 것으로 교체해서 사용하기도 해요.

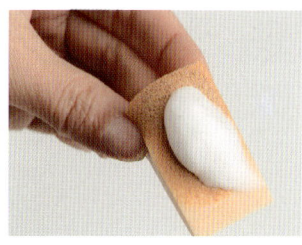

02 스펀지 위에 폼 클렌저를 올려줍니다.

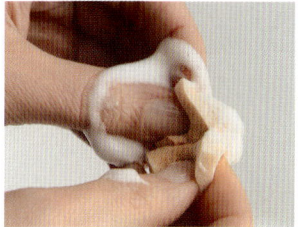

03 조물조물 안쪽까지 오염된 부분을 세척해 주세요. 친환경 주방 세제나 베이킹소다를 사용하면 아주 좋아요.

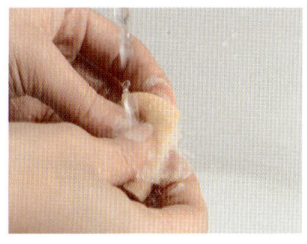

04 흐르는 미지근한 물에 남아 있는 거품과 오염된 제품을 제거합니다.

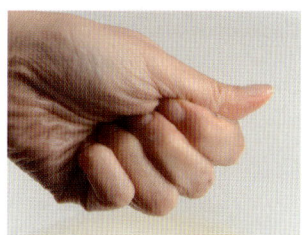

05 남아 있는 물기를 꽉 짜주며 거품이 나오지 않을 때까지 반복해서 세척합니다.

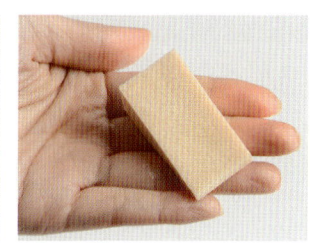

06 이제 다시 깨끗해졌어요. 마르기 전에 형태를 바로 잡아 줍니다.

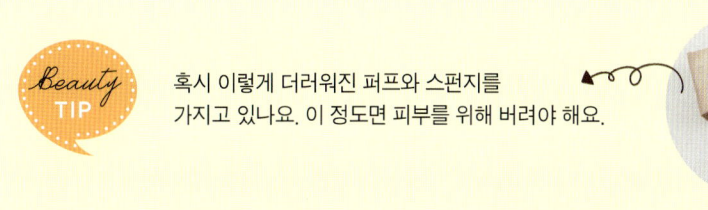

Beauty TIP 혹시 이렇게 더러워진 퍼프와 스펀지를 가지고 있나요. 이 정도면 피부를 위해 버려야 해요.

● 퍼프 세척

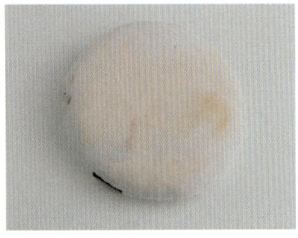

01 여러 번 사용해서 더러워
진 퍼프는 세척해서 사용
해야겠죠. 더러워진 퍼프를 세척
해 볼까요.

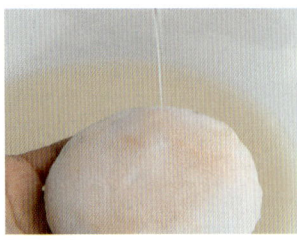

02 따뜻한 물을 적셔 줍니다.

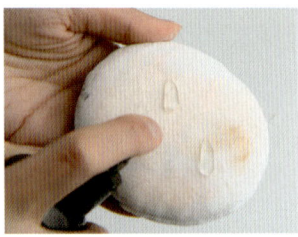

03 클렌징 제품으로 더러운
부분에 2~3번 펌핑해요!

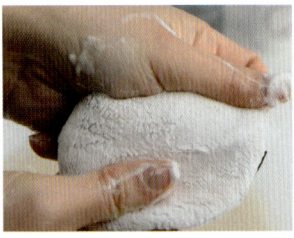

04 두 손으로 거품을 내며 조
물조물 세척합니다. 퍼프
의 형태가 변하지 않도록 조심히
다루어 줍니다.

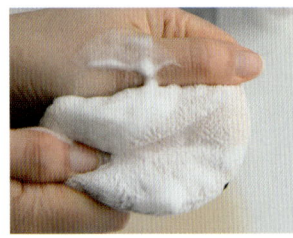

05 보글보글~ 쓱싹쓱싹!

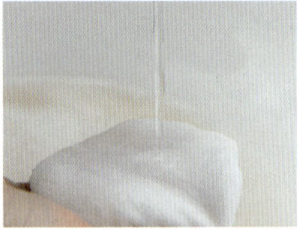

06 흐르는 깨끗한 물로 여러
번 헹구어 줍니다. 미지근
하거나 따뜻한 물이 좋아요. 조심
스럽게 물기를 제거합니다.

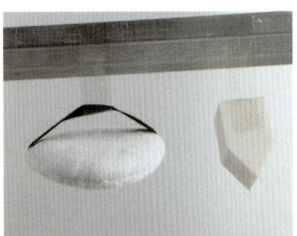

07 형태를 바로 잡은 퍼프와
스펀지는 그늘에 말려 주
어요. 이렇게 스카치테이프를 사
용하여 선반에 붙여 공중에서 말
려주면 통풍이 잘되어 사용할 때
보송보송하답니다.

● **에어쿠션 퍼프 세척**

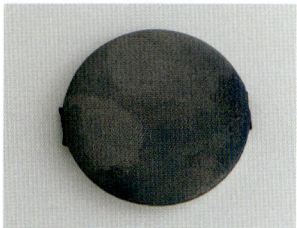

01 에어쿠션 파운데이션에 퍼프를 한 번 보세요. 이미 여러 번 사용해서 더러워졌죠. 제품을 다 사용할 때까지 그냥 사용하는 게 아니고 이렇게 오염이 되면 세척해 주어야 해요.

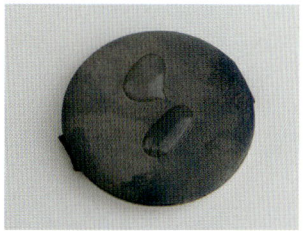

02 주방 세제는 기름기가 잘 빠져서 너무 좋아요. 에어쿠션에 들어 있는 쿠션은 오일이 많이 묻어 있어 브러시 전용 샴푸나 주방 세제로 세척하면 효과적이에요.

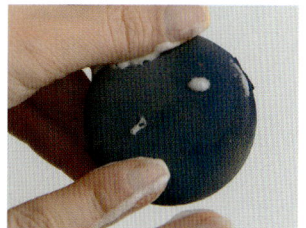

03 오일이 많아 거품이 사라졌어요. 한 번으로는 안 되고 2번 정도 세척해야 합니다.

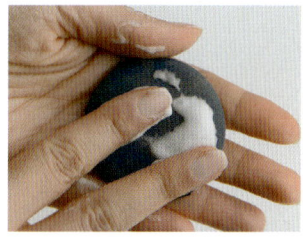

04 거품이 날 때까지 잘 세척합니다.

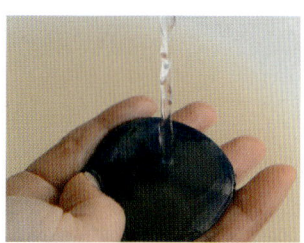

05 깨끗하게 여러 번 헹구어 냅니다.

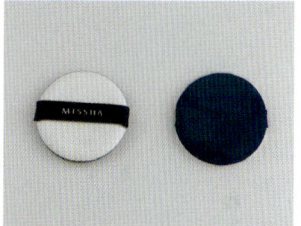

06 통풍이 잘되는 곳에서 건조시켜야 합니다.

아이래시 컬러 세척

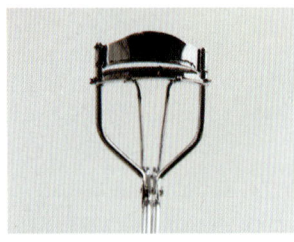 01 마스카라가 굳어서 지저분하면 속눈썹이 잘 올라가지 않고 눈에 이물질이 들어가기 때문에 청결은 필수!

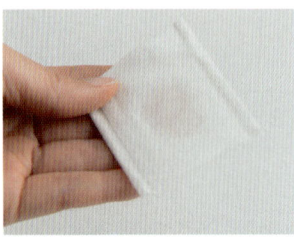 02 화장솜에 아이리무버를 묻혀 주어요.

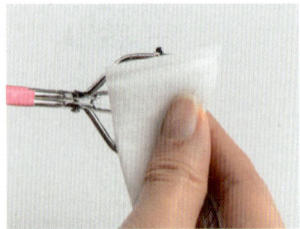 03 아이리무버를 묻힌 화장솜으로 감싸 주고 20초 정도 있으면 마스카라와 섀도가 녹는답니다.

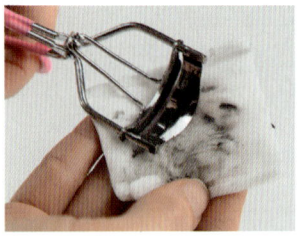 04 마스카라가 녹아서 지저분하죠.

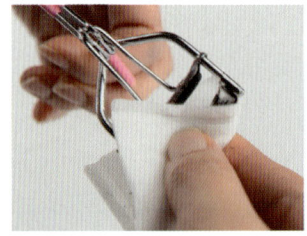 05 다시 화장솜에 아이리무버를 묻혀 닦아 줍니다.

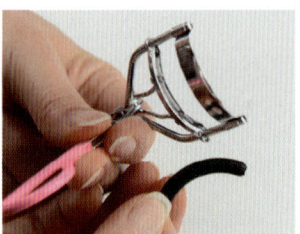 06 고무 패드는 완전 분리해서 세척하고 새것으로 교체도 됩니다. 분리해서 깨끗하게 세척한 고무 패드는 다시 제자리에 잘 끼워 줍니다.

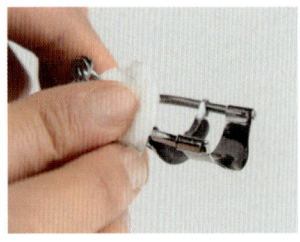 07 꼼꼼히 닦아 주며 마무리

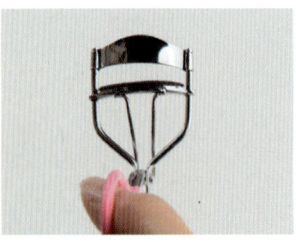 08 완전히 깨끗해요. 다시 새것이 되었네요.

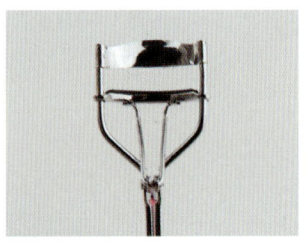 09 안쪽도 깨끗해요~

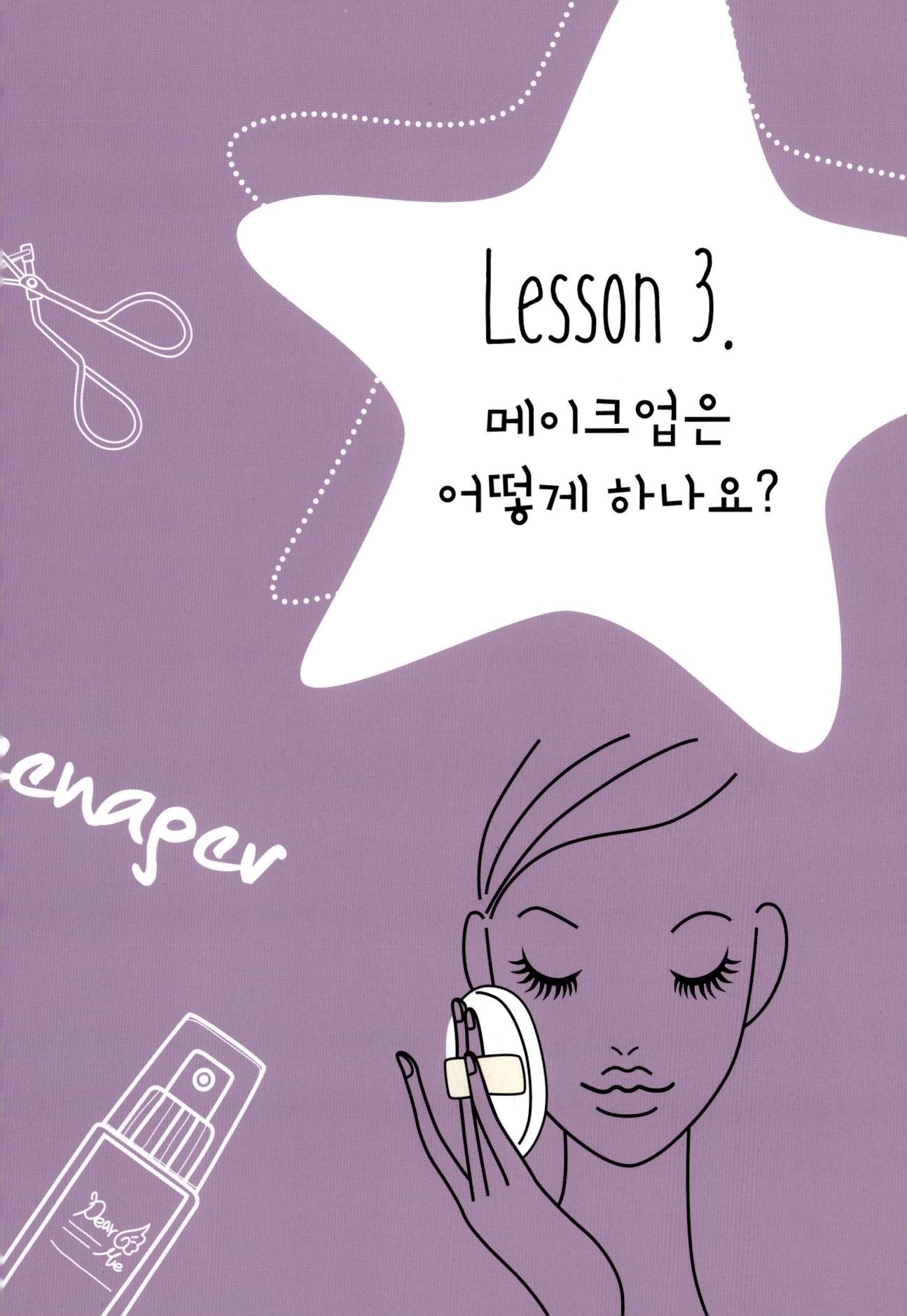

Lesson 3.

메이크업은
어떻게 하나요?

알쏭달쏭
메이크업 입문

알쏭달쏭 헷갈리고 의문투성인 메이크업하기!
한 듯 안 한 듯~ 생얼 같은 기초 메이크업 순서를 익혀 봅시다.

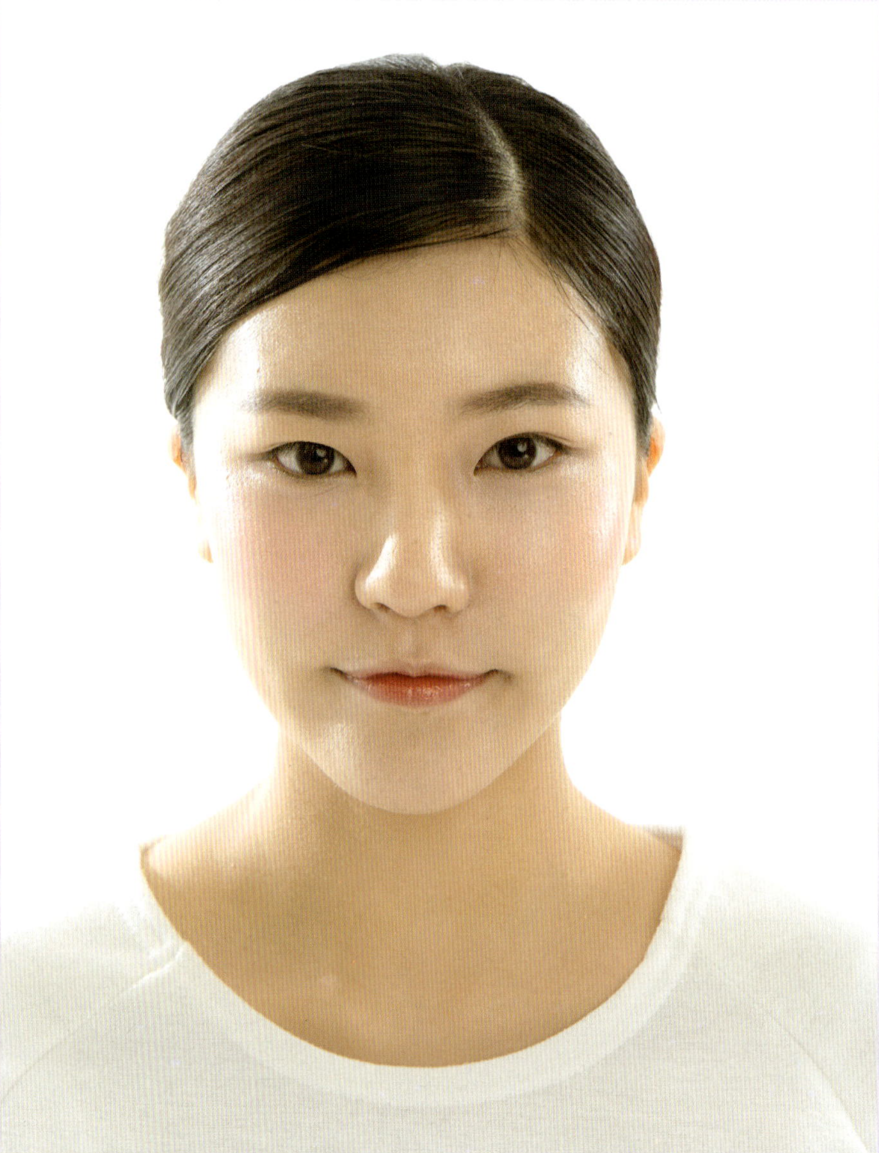

| 메이크업을 하는 올바른 순서 |

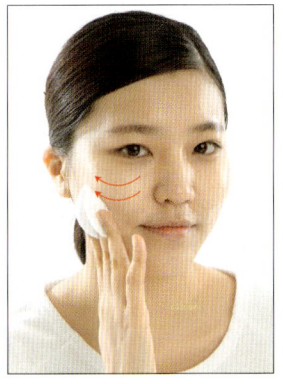

01 토너를 적신 화장솜으로 피부 결을 정돈합니다.

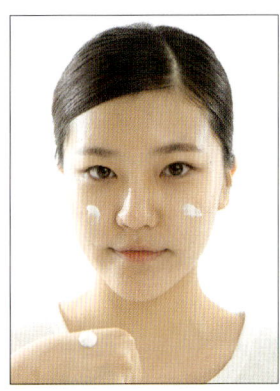

02 수분 크림으로 촉촉한 피부 베이스를 만들어 줍니다.

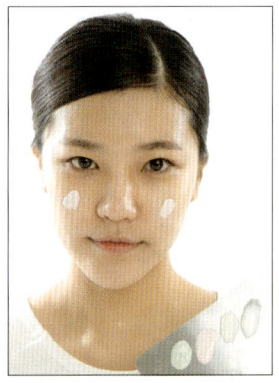

03 피부 톤에 알맞은 메이크업 베이스를 선택합니다.

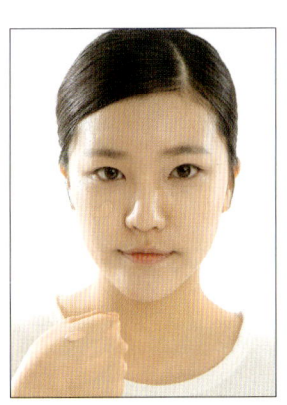

04 촉촉한 타입의 리퀴드 파운데이션을 바릅니다.

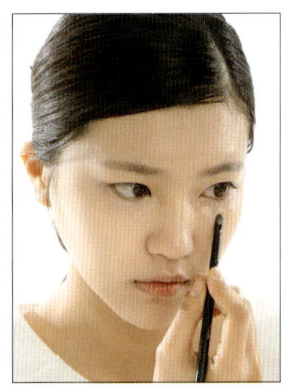

05 눈 밑 다크서클은 컨실러로 커버합니다.

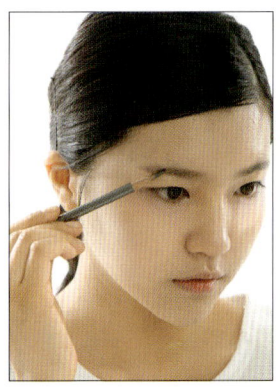

06 자연스럽게 눈썹을 정돈하듯 그려 줍니다.

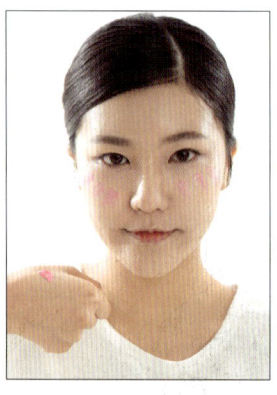 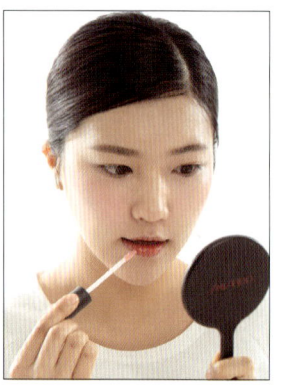

07 건강한 혈색이 느껴지
도록 크림 치크를 펴 바
릅니다.

08 광택 있는 입술을 위해
립글로스로 마무리합니
다.

■ 어린 학생들에게도 다크서클이…

몸이 피곤하거나 지친 경우 다크서클이 일시적으로 생길 수도 있지만 대부분의 경우 한 번
칙칙해진 눈 밑 다크서클은 좀처럼 없어지지 않아요. 메이크업으로 다크서클을 커버하는
경우 액체 타입의 컨실러와 가벼운 크림 타입의 컨실러를 사용해 보완해 주고, 다크써클의
색이 진하면 컨실러에 약간 붉은색을 섞어 발라 주면 시각적으로 좀 더 커버가 된답니다.
눈가에 주름이 가지 않게 넓게 펴 주고 가볍게 눌러 줍니다. 다크서클이 있는 경우라면 우
선적으로 피부 순환을 좋게 해주는 아이 제품으로 지속적인 관리를 하는 게 도움이 됩니
다.

여드름투성이 내 얼굴~

보송보송 완벽 커버 메이크업

난 여드름이 많은 지성 피부인데 어떻게 해야 하지?
지성 피부 보송보송한 얼굴 만들기

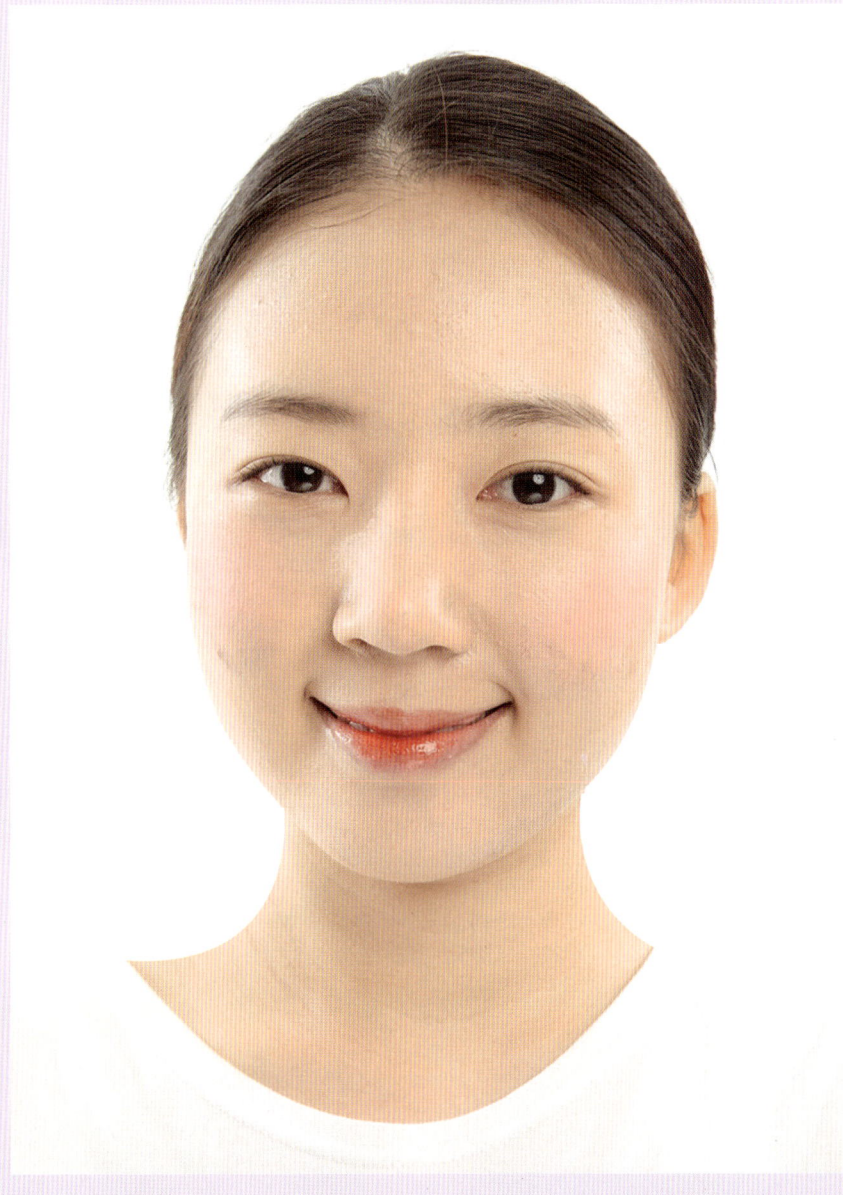

| 피부 표현 방법, 잡티 커버 방법 |

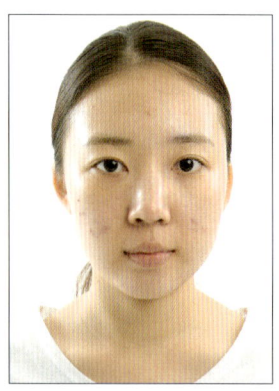

01 기초 세안 스킨 케어를 마친 깨끗한 얼굴!

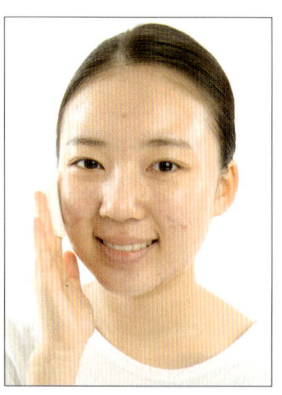

02 피지 조절이 가능한 스킨을 바릅니다. 유분은 많지만 수분은 적은 건조한 타입일 수 있어요. 항상 촉촉한 피부를 유지해요.

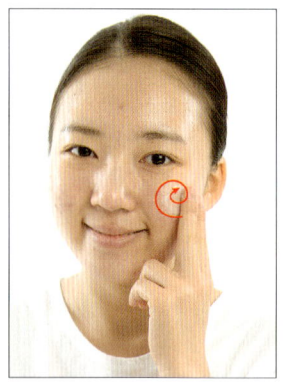

03 기초는 유분기가 적은 여드름 피부용으로 부드럽게 발라 주어요.

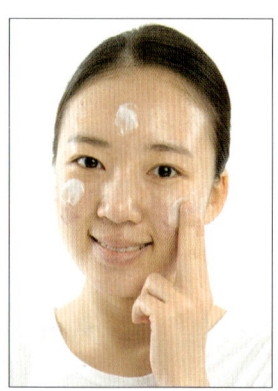

04 지성 피부여도 자외선 차단제 꼭 발라야 해요.

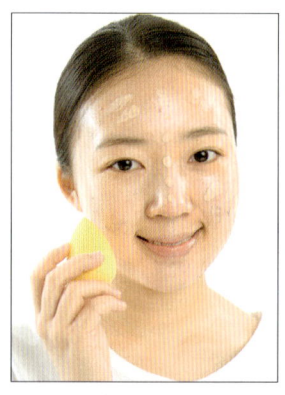

05 여드름 자국과 홍조를 가리기 위해 그린 베이스로 피부 톤을 정돈합니다. 전 단계에서 프라이머를 얇게 펴 바르면 여드름 자국으로 인한 굴곡을 어느 정도는 메울 수 있어요.

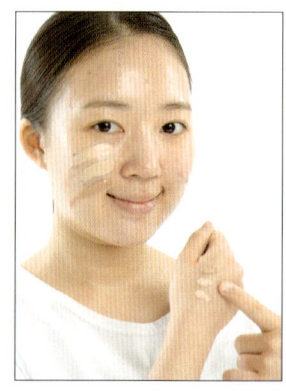

06 내 얼굴에 맞는 파운데이션은 피부에 직접 테스트 후 가장 잘 어울리는 색상을 선택!

54

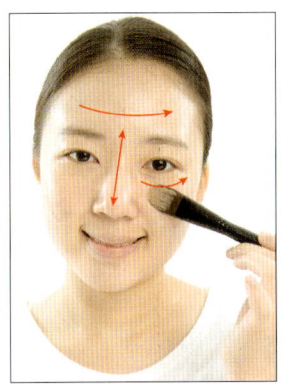

07 파운데이션 브러시로 고르게 펴 줍니다. 파운데이션이 밀리지 않게 조심해요.

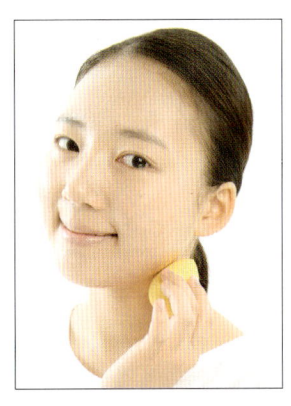

08 라텍스 스펀지로 브러시 붓 자국도 없애 주고 남아 있는 파운데이션으로 목까지 쓱쓱 펴 발라 줍니다.

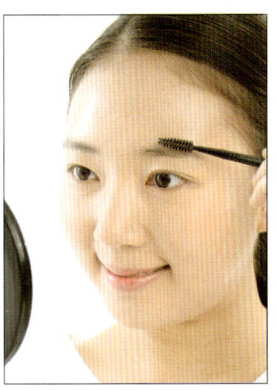

09 눈썹결대로 가지런히 빗겨 주세요.

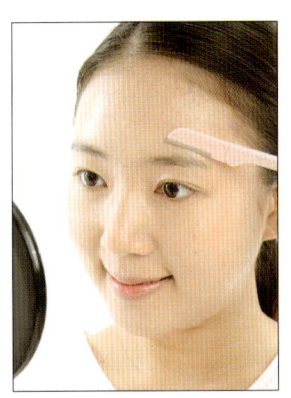

10 눈썹 주변에 잔털을 정리해 주세요.

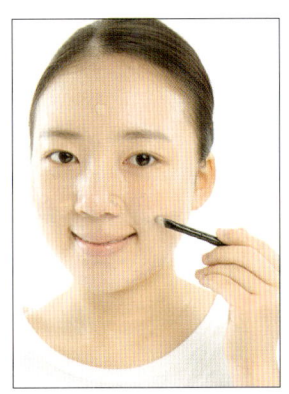

11 피부 표면 위로 도드라진 여드름 커버는 고체 컨실러로 컨실러 브러시를 사용하여 여드름을 커버합니다.

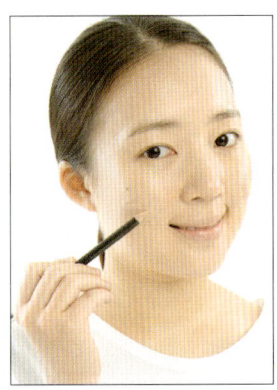

12 펜슬 타입의 컨실러로 이쪽저쪽 꼼꼼히 경계선 없이 마무리!

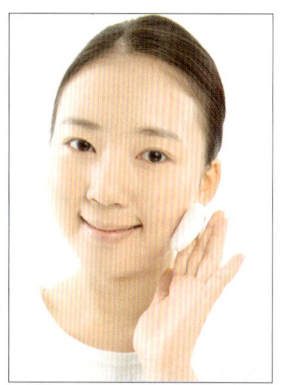

13 퍼프에 파우더를 묻혀 유분기를 제거해 줍니다.

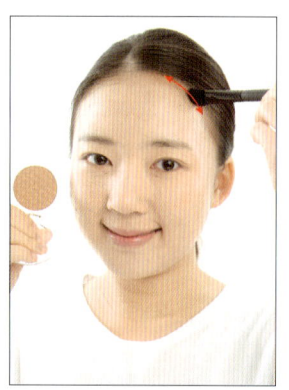

14 필요에 따라 헤어라인도 섀도를 이용하여 정리해 줍니다.

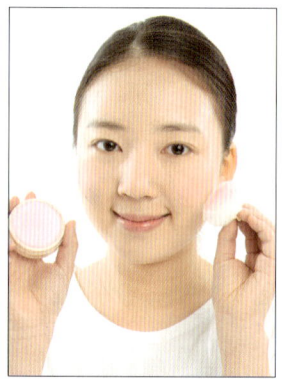

15 라벤더 컬러의 블러셔로 여드름의 붉은 기를 잡아 주어요. 핑크는 No! 얼굴이 더 붉어 보여요.

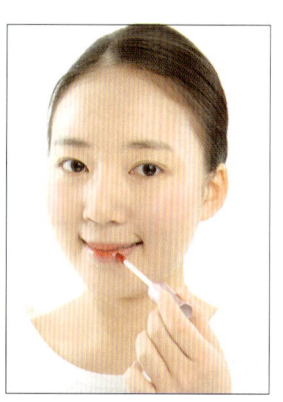

16 입술 중앙과 안쪽에만 틴트를 바릅니다. 입술 전체에 다 바르면 큰일 나요.

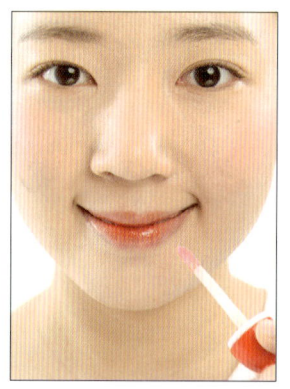

17 촉촉한 입술을 만들기 위해 투명 립글로즈를 덧발라 줍니다.

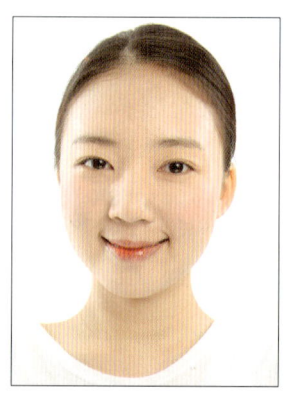

18 여드름 완벽 커버 완성

■ 점, 여드름, 뽀루지 가릴 수 있나요?

피부의 결점은 가리는 게 우선은 아니에요. 최선의 방법은 피부를 위한 적절한 관리이고, 이를 통해 피부를 개선해야 합니다. 자신의 피부 상태를 점검하고 개선할 부분을 파악한 후 건강한 식습관과 꾸준한 운동, 피부 관리와 보완이 고루 갖춰져야 하는데 꾸준한 관리 너무 어렵죠. 생활습관을 바꾸어야 하는 거니까요. 또한, 외부 환경도 고려해야 해요. 계절이나 스트레스와 같은……

점과 여드름, 뽀루지 같은 피부 표면 위로 도드라진 부분의 커버는 고체 컨실러나 펜슬 타입의 컨실러로 보완하는데 피부 메이크업을 끝내고 파우더 이후 면봉이나 스틱을 사용해 커버해 줍니다. 고체 타입의 컨실러는 커버력은 우수하지만 두껍게 발리는 단점이 있어 가볍게 살짝 올려 전체를 다 가리는 것이 아니라 부분적으로만 가려야 합니다. 펜슬 타입의 컨실러는 연필처럼 생겨서 세밀한 부위에 직접 그려서 커버합니다. 컨실러는 커버해야 할 부위보다 면적을 적게 발라 결점 주위의 경계를 펴서 경계면이 없도록 자연스럽게 커버해야만 합니다.

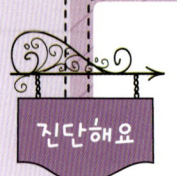

나만의 핑크색 찾기

메이크업을 할 때 가장 많이 사용하는 색상이 핑크!
수도 없이 많은 핑크 중 나에게 어울리는 핑크는 어떻게 찾을까요?

가장 크게는 차가운 핑크와 따뜻한 핑크로 나누는 거예요. 하지만 모두가 이렇게 두 부류로 나뉘는 것은 아니고 따뜻하거나 차가운 핑크색상이 잘 어울리는 사람도 있고 핑크가 안 어울리는 사람도 있으니 정말 다양하죠. 그래도 처음 메이크업을 시작할 때 가장 먼저 쉽게 사용할 수 있는 색상이 핑크이니 자신에게 어울리는 핑크를 찾아봅시다.

● 간단히 피부색만으로 진단

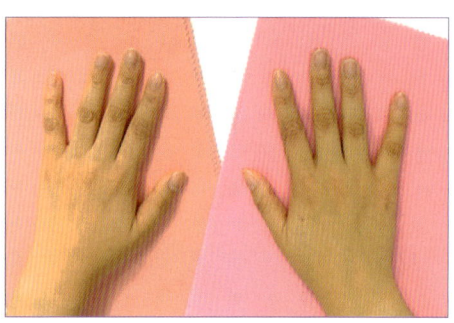

① Warm Base

그냥 보기에도 손의 색상이 달라 보이죠. 따뜻한 핑크가 잘 어울리는 피부는 주름도 펴져 보이고 피부도 훨씬 밝고 화사해 보인답니다.

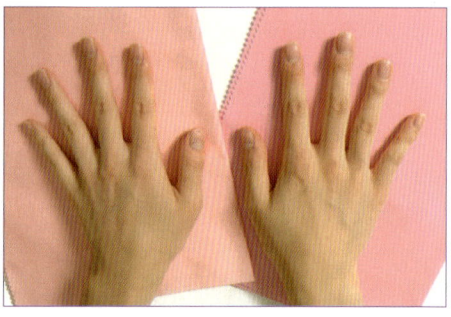

② Cool Base

차가운 핑크가 어울리는 피부는 따뜻한 핑크 위에 있을 때 상대적으로 핏줄이 더 진해 보이고 얼룩덜룩해 보입니다.

※ 진단 천이 없으면 색도화지 위에 손을 놓고 실험해 보세요. 자신에게 어울리는 색상을 찾을 수 있답니다.

얼굴의 지붕!

눈썹 정돈하기

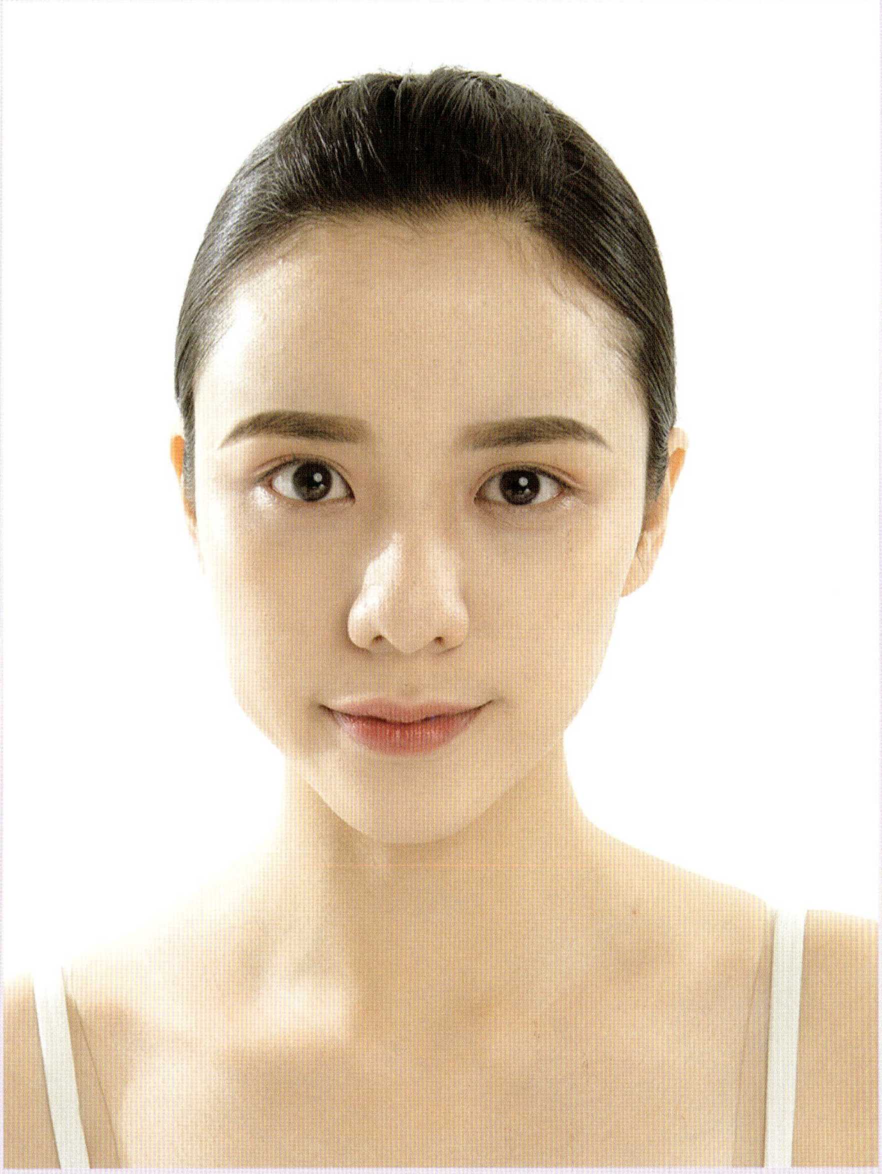

눈썹을 다듬을 때 사용하는 도구를 살펴볼까요?

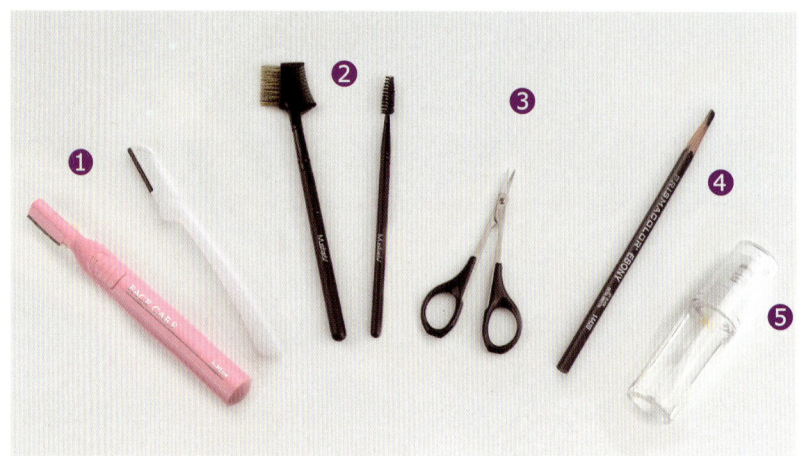

① **눈썹 칼 또는 전동 쉐이퍼**　눈썹을 다듬거나 밀 때 사용해요.

② **아이브로 브러시&콤 또는 스크루 브러시**　눈썹을 가지런히 빗어줄 때 사용해요.

③ **눈썹용 가위**　눈썹의 길이를 잘라줄 때 요긴하지요.

④ **에보니 펜슬**　눈썹을 정돈하기 전 가이드를 그리거나, 눈썹을 그릴 때 사용해요.

⑤ **소독용 알코올**　사용하는 도구들을 위생적으로 소독할 때 꼭 필요해요.

● 일자형 눈썹을 그려 보아요!

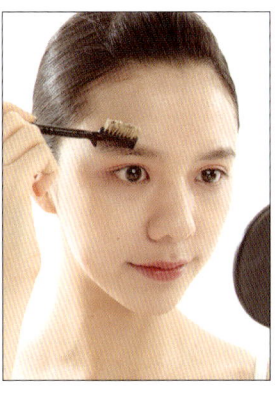

01 아이브로 브러시&콤을 이용해 눈썹 결대로 빗겨 줘요.

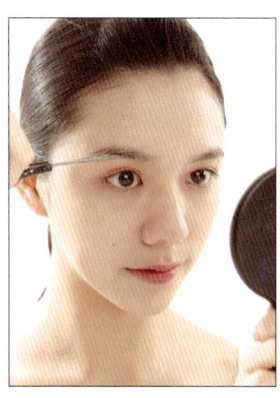

02 밖으로 빠져나오는 눈썹을 가위로 잘라 정리해 줍니다.

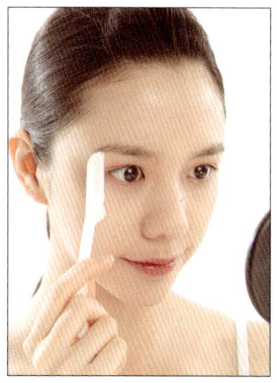

03 눈썹 칼로 나머지 잔털을 깎아 줘요. 이때 눈썹 칼에 베이지 않도록 주의!

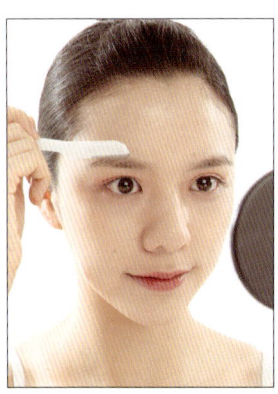

04 눈썹 산이 각진 경우, 눈썹의 각이 과도하지 않게 눈썹 산을 부드러운 모양으로 만들어 보아요!

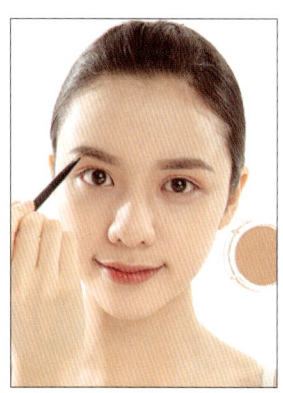

05 앵글 브러시에 모발과 자연스럽게 어우러지는 색상의 섀도로 눈썹 모양을 잡아가며 눈썹을 그려 줘요.

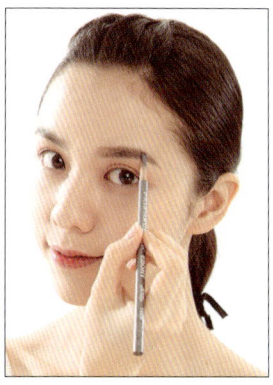

06 에보니 펜슬로 눈썹 라인을 좀 더 선명하게 잡아 줘요.

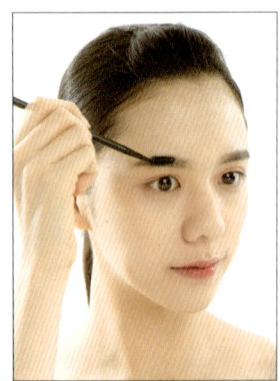

07 스크루 브러시를 눈썹 결대로 빗겨 줘요.

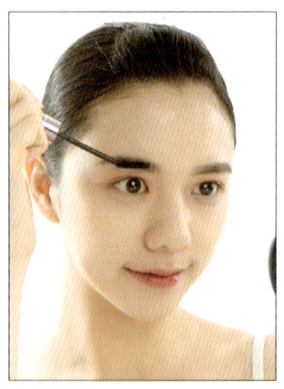

08 아이브로 마스카라를 사용하여 눈썹 결대로, 결 반대로 빗어 가며 색을 입혀 줍니다.

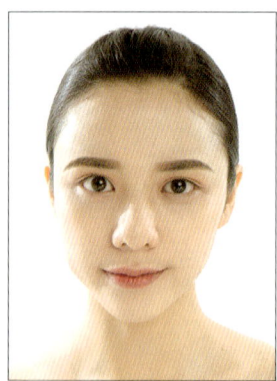

09 완성! 예쁜 내 눈썹!

■ 일자형 눈썹 그리는 방법

지금 가장 유행하는 눈썹 모양이 일자형 눈썹인데 귀엽고 착해 보여요. 일자형 눈썹은 어떤 얼굴형에나 무난하게 잘 어울리며 가장 보편적인 형태인 기본형 눈썹과도 비슷합니다. 꼬리 부분에 각을 약간만 살려주면 세련돼 보여요. 각진 눈썹이나 아치형 눈썹은 날카롭고 나이 들어 보이는 인상을 줍니다. 기본형 눈썹 그리는 법을 따라해 보세요. 조금씩 응용하여 나의 얼굴형에 어울리는 눈썹을 그릴 수 있어요.

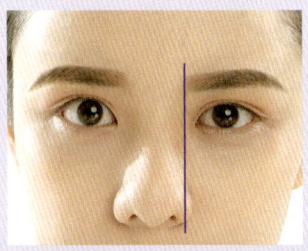

① 눈썹의 시작을 콧방울에서 수직으로 올라간 위치에 정합니다.

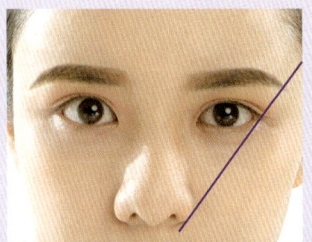

② 눈썹의 끝 부분은 콧방울에서 눈꼬리를 지나는 지점에 표시합니다.

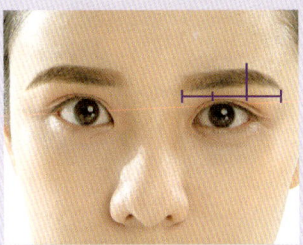

③ 눈썹에서 가장 올라오는 지점이 눈썹 산이고 눈썹 산은 전체 눈썹 길이의 3분의 2 지점입니다. 이 부분을 가장 진하게 그려야 또렷한 인상이 돼요.

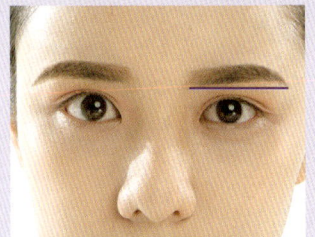

④ 눈썹의 시작점보다 눈썹 꼬리 부분이 내려가지 않게 그려야 하는데 더 내려가면 너무 심하게 착해 보여요.

● 둥근형 눈썹을 그려 보아요!

사람에 따라 눈썹도 다 다르고 숱도 달라 자신에게 가장 잘 어울리는 눈썹을 그려 주어야 합니다. 눈썹에 따라 다른 인상, 다른 느낌을 줍니다. 눈썹 숱이 많이 없다면 자르기보다는 채워서 그리는 것에 집중해야 합니다.

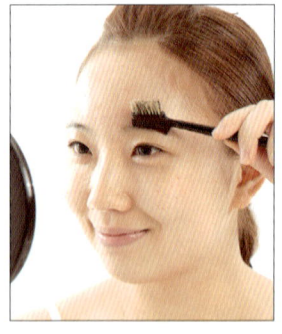

01 눈썹 빗으로 눈썹 길이를 체크합니다.

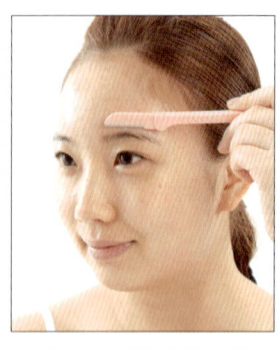

02 눈썹 주변에 잔털 깎아 주어요.

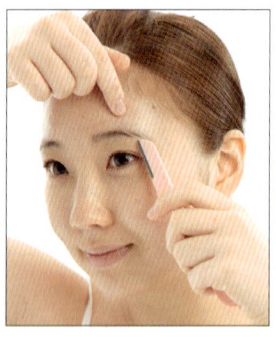

03 아래 라인도 깔끔하게 밀어줍니다.

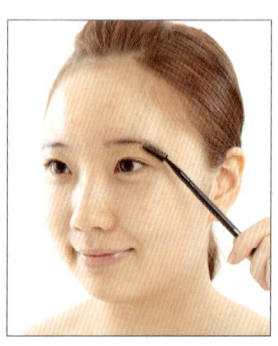

04 눈썹 칼로 밀고 난 뒤 스크루 브러시로 정돈합니다. 둥근 눈썹은 눈썹 산의 각을 조금 정리하는데 한꺼번에 많이 잘리지 않도록 눈썹 전용 나이프나 가위를 이용해 가닥가닥 조금씩 정리합니다. 정리가 어려운 부분은 족집게를 이용해 한 가닥씩 뽑으면 실수를 막을 수 있어요.

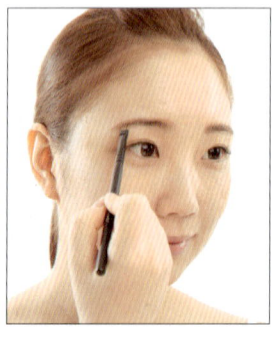

05 머리 색상과 맞추어 섀도로 눈썹을 부드럽게 그려 줍니다. 둥근 눈썹은 눈썹 산을 완만하게, 꼬리 부분은 조금 처지게 그려요. 눈썹 숱이 적거나 눈썹이 흐리면 아이브로 마스카라나 아이브로 펜슬로 빈 부분을 채우고 결을 정리합니다.

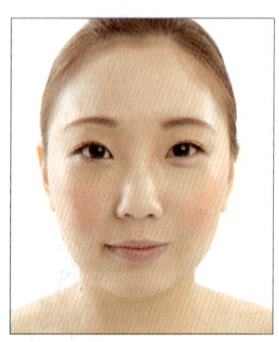

06 완성! 정면에서 균형이 맞는지 꼭 확인해야 합니다.

● 남학생의 각진형 눈썹을 그려 보아요!

남자들은 메이크업을 거의 하지 않으니 깨끗한 피부와 눈썹이 인상을 결정지어요. 그러니 남자의 인상을 좌우하는 눈썹 정리는 꼭 필요하겠죠.

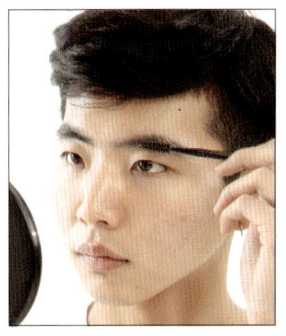

01 스크루 브러시를 이용하여 눈썹을 결을 따라 빗어 잘 정돈합니다.

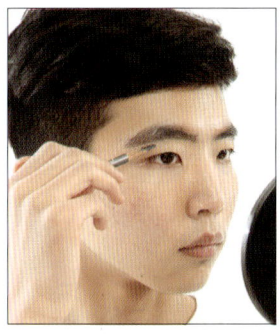

02 정리하고자 하는 형태의 눈썹을 애보니 펜슬로 가이드 라인을 그려 줍니다. 짙은 컬러의 아이라인 펜슬을 사용해 그려도 되며, 일자형 눈썹은 눈썹 산을 없애고 눈썹 밑부분이 수평이 되도록 앞부분과 뒷부분을 일자로 만들어야 합니다.

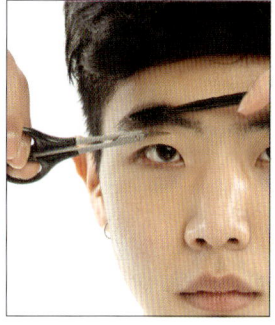

03 눈썹을 빗어 가이드라인 아래로 내려오는 눈썹을 가위로 잘라냅니다.

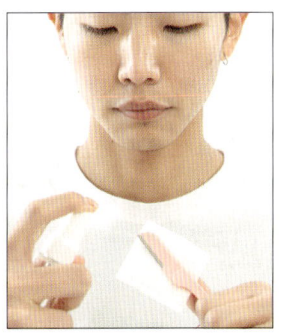

04 눈썹 칼을 사용할 때엔 항상 소독(에탄올)을 하고 사용합니다.

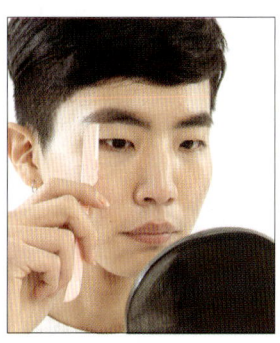

05 눈썹 칼을 이용해 눈두덩의 지저분한 눈썹을 깔끔하게 정리합니다.

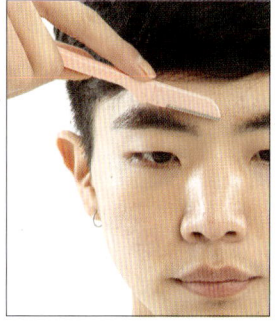

06 일자 눈썹은 눈썹 산이 각지지 않게 눈썹 전용 나이프나 가위를 이용해 완만하게 정리합니다.

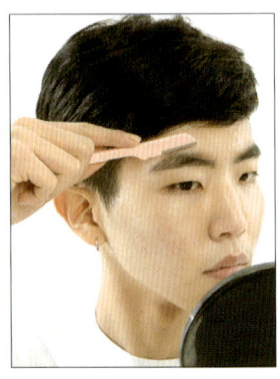

07 이지적인 이미지의 각
진 눈썹을 원한다면 눈
썹 산을 일부러 없애지 말고 그
대로 살려 포인트 줍니다.

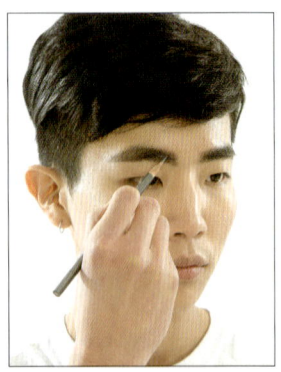

08 클렌저를 이용해 가이
드라인을 깔끔하게 지
우고 눈썹 숱이 적거나 눈썹이
흐리면 아이브로 마스카라나
아이브로 펜슬을 이용해 빈 부
분을 채우고 결을 정리합니다.

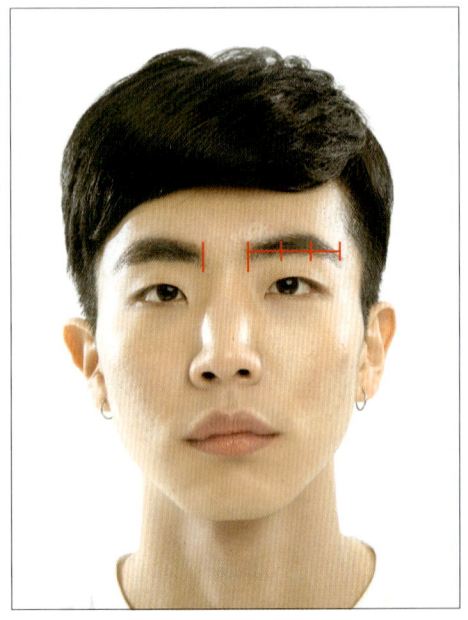

짠~~ 눈썹 및 잔털 정리를 마쳤어요.
깔끔하죠. 인상도 더 좋아 보이네요!

Beauty TIP

눈썹 산에 따른 아주 작은 차
이가 이미지를 달라 보이게 합니다.

① 각진 눈썹 산 : 날카롭고 이지적인 이
미지
② 기본 눈썹 산 : 세련된 이미지
③ 둥근 눈썹 산 : 선한 이미지

남학생도 이 정도는!

지성 피부의 경우 유·수분을 조절해 주는 제품을 발라
피부의 수분은 지키면서 유분을 조절해 줍니다.

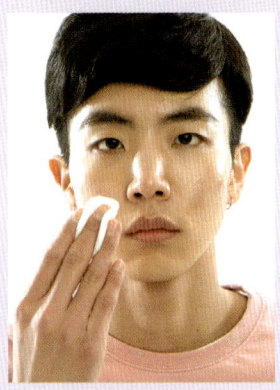

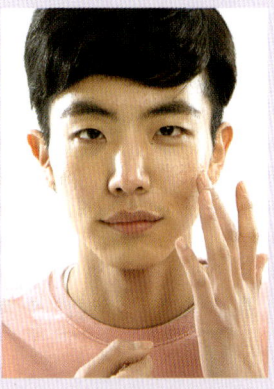

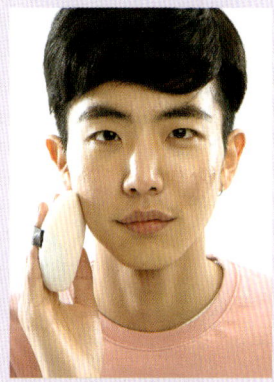

01 미용 티슈나 화장솜 등을 이용하여 땀과 먼지 닦아내요.

02 화장을 안 해도 로션 정도는 발라 주어야죠. 자외선 차단제는 필수예요. 자외선 차단 기능의 미스트를 이용하면 간편하게 자외선을 차단할 수 있어요.

03 번들거린다면 파우더로 마무리하고 건조한 피부는 안 해도 돼요. 퍼프에 투명 파우더를 묻혀 손등에서 가볍게 털어내 양을 조절해서 사용합니다. 유분이 많은 T존, 볼, 콧방울 부위는 가볍게 한 번 더 두드려 줍니다.

■ 코털 정리하기

코털이 삐죽삐죽 나오면 지저분해 보여요. 코털은 집게나 손으로 뽑지 말고 끝이 뭉툭한 코털 정리용 가위를 소독하여 잘라줍니다. 집게로 뽑을 경우 상처가 날 수 있고 이를 통해 감염이 발생할 수 있으니 주의하세요.

나도 이제
메이크업 전문가!

Makeup of yo

내가 젤 이쁘고
싶은데 어떻게 하지?

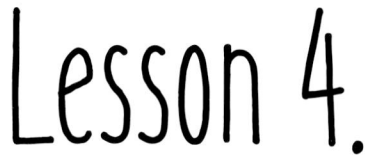

Lesson 4.

뽀얗고 매끈한 피부를 위하여!

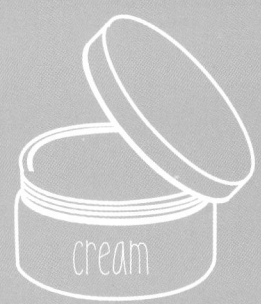

cream

Dear me

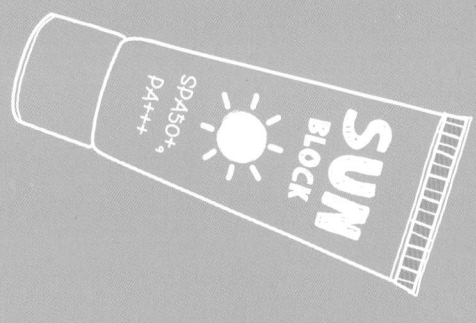

내 피부 바로 알기

피부는 우리 몸을 보호하고 신진대사에 영향을 미치는 다양한 기능을 수행합니다. 피부 표면은 pH 4.5~5.7 정도의 약산성으로 피지막을 형성하고, 멜라닌 색소는 자외선에 의한 피부 손상을 막아 주는 역할을 합니다. 이런 다양한 기능을 하는 피부에 대해 알아봅시다.

피부의 구성

표피는 각질형성세포, 멜라닌세포, 랑게르한스세포, 부정형세포, 메르켈세포로 구성되어 있습니다. 각질형성세포는 분화 단계에 따라서 안쪽에서부터 기저층, 가시층, 과립층, 각질층으로 구분되며 멜라닌세포는 멜라닌 색소를 만드는 세포로 표피의 가장 아래층에 분포하고 있습니다.

표피 아래 진피는 유두진피와 그 아래쪽의 망상진피로 나누어지며 주로 콜라겐 섬유와 탄력 섬유 등의 기질 단백질들로 구성되어 있답니다. 콜라겐 섬유는 피부의 구조와 피부 탄력성 유지를 하는데 콜라겐의 양이 부족하거나 손상되면 피부 상태의 이상이 초래되고 나이든 피부처럼 보이게 되는 겁니다.

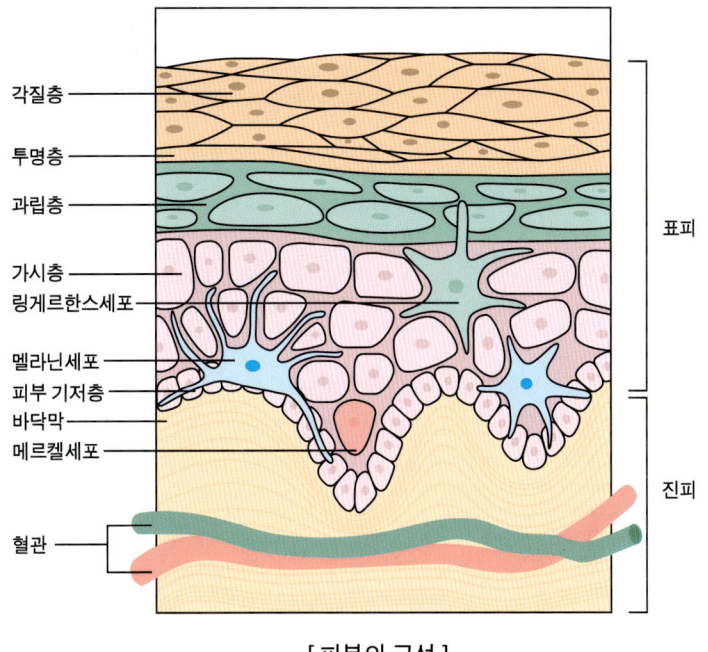

각질층
투명층
과립층
가시층
링게르한스세포
멜라닌세포
피부 기저층
바닥막
메르켈세포
혈관

표피
진피

[피부의 구성]

피부의 기능

1) 보호 작용

- 피부는 신체를 덮고 있는 외피로서, 외부로부터 자극이나 상해 등에 대해 제 기관을 보호하고 있는 역할을 해요.
- 또한, 각질층을 형성하고 있는 케라틴은 내산성이고, 산에 대해 강한 저항력을 갖고 있답니다.

2) 지각 작용

- 피부는 외부로부터의 각종 자극을 신경을 통해 뇌로 전달해 의식적, 무의식적으로 신체에 반응을 나타나게 해요.

- 피부 상층이나 심부에는 신경의 종말단이 위치해 촉각, 통각, 온각, 냉각 등을 감지하게 해요. 그중 통각이 특히 예민하며, 온각이 둔하답니다.

3) 흡수 작용

- 피부는 일반적으로 물질을 투과하기 어렵지만, 특정한 조건하에서는 투과할 수가 있어요.
- 우리가 사용하는 화장품도 일부는 흡수가 돼요. 그러니 잘 사용해야 합니다.

4) 체온 조절 작용

- 피부는 외부 및 체내의 온도가 변화된 장소에서 체온을 일정하게 유지하는 조절 작용을 하고 있어요.

맛있게 먹고 건강하고 탱탱한 피부 만들어요!

우리 몸에 필요한 영양소는 단백질, 탄수화물, 지방, 칼슘, 비타민, 무기질, 물 등 여러 가지예요. 이러한 영양소는 하나라도 부족하면 몸에 힘이 없고 피부도 거칠어지고 잘 자라지 못하므로 편식은 금물이라는 것!

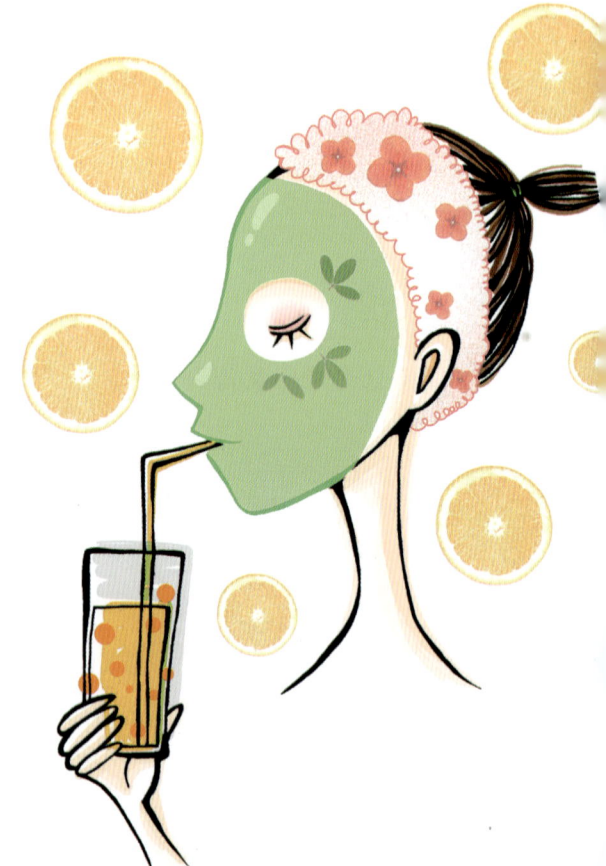

우리 몸에 꼭 필요한 영양소는 무엇이고, 어떤 음식에 어떤 영양소가 들어 있을까요?

우리 몸에 꼭! 필요한 3대 영양소는 탄수화물, 단백질, 지방이 있어요. 말그대로 필수영양소랍니다. 에너지원은 아니지만 우리 몸을 구성하거나 생리 작용을 조절하는 것들도 있어요. 물, 무기염류, 비타민이고 적은 양으로 생리 기능을 조절합니다. 특히 물은 우리 몸의 약 70%를 차지해요.

1) 물

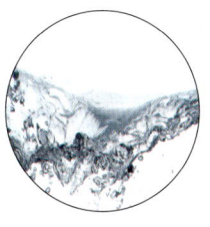

사람의 몸은 아기가 90%, 성인은 대략 70%, 늙어서 노인이 되면 50%로 몸속의 물 성분은 나이가 들수록 차츰 줄어들어요. 그렇기 때문에 노화 과정은 몸속의 물이 줄어드는 과정이라고 말할 수도 있답니다.

우리가 마시는 물의 기능은 몸속의 노폐물을 배출시켜 줌으로써 체내의 신진대사를 촉진시키고 원활한 혈액순환을 도와주며 체내의 염분을 조절해 주는 역할을 해요. 물을 마심으로써 목의 점막이 촉촉하게 유지되고 병균에 대한 저항력을 높여 감기와 기관지 질환을 예방해 줍니다.

2) 칼슘

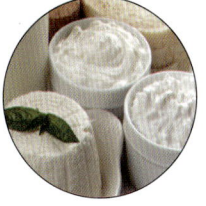

칼슘은 뼈와 이를 튼튼하게 해 줘요. 적게 먹으면 뼈가 약해져서 잘 자라지 못하고, 성격도 산만해져요. 우유, 치즈, 요구르트 등에 많이 들어 있으니 성장기엔 잘 챙겨 먹어야 합니다.

3) 단백질

단백질은 피와 살을 만들어 줘요. 또한, 병을 이겨내는 힘을 길러 준답니다. 그래서 단백질이 부족하면 잘 자랄 수 없어요. 고기, 생선, 콩, 달걀, 두부 등에 많이 들어 있답니다!

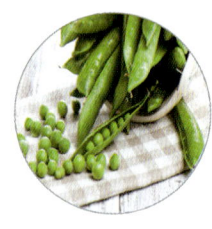

4) 지방

지방은 몸에서 힘을 내고 체온을 유지시켜 줘요. 뇌의 65퍼센트를 구성하므로 어린이들에게 아주 중요하지요. 기름, 땅콩, 호두 등에 많이 들어 있어요.

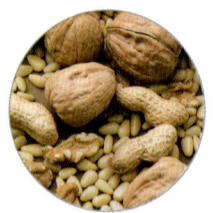

5) 비타민과 무기질

비타민과 무기질은 몸의 각 부분이 일을 잘하게 도와 줘요. 부족하면 쉽게 피곤하고 병에 잘 걸리게 되지요. 채소, 과일, 버섯 등에 많이 들어 있어요. 각 비타민별로 지용성과 수용성으로 나뉘는데 비타민이 모자라면 결핍증에 걸려요

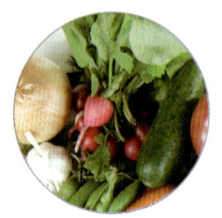

비타민 A (retinal)는 당근이나 간에 많이 들어 있고, 결핍증은 야맹증과 안구건조증이랍니다.

비타민 D (cholecalciferol)는 간이나 생선 등을 통해 섭취하고, 결핍증으로는 성장기 아동에서 구루병, 성인에서는 골연화증, 골다공증이 나타납니다.

비타민 E는 달걀이나 우유에, 결핍증은 피로, 적혈구 파괴, 성기능 저하,

빈혈증, 생식기능 장애로 나타나고 **비타민 C (ascorbic acid)**는 채소나 과일에 많이 함유되어 있어요. 결핍증으로는 괴혈병, 체중 저하, 피로, 타박상, 상처 및 골절 치유 지연 등입니다.

비타민 B$_1$ (thiamin)은 곡류나 씨눈에 많이 들어 있고, 결핍증은 각기병, 식욕 감퇴, 피로, 빈혈, 부정맥, 뇌 활동 둔화이고, **비타민 B$_2$ (riboflavin)**는 간이나 시금치에 많고 스트레스를 받을 경우 결핍되기 쉬워요. 결핍증으로는 빈혈, 성장 부진, 구내염, 설염, 피부 건조 등이 있어요.

6) 탄수화물

탄수화물은 우리 몸이 움직이는 데 필요한 힘을 주는 영양소로 부족하면 몸무게가 줄고 몸이 약해질 수 있어요. 밥, 빵, 고구마, 감자, 떡, 국수 등에 많이 들어 있어요.

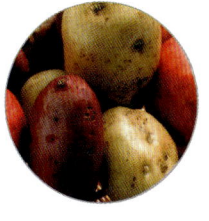

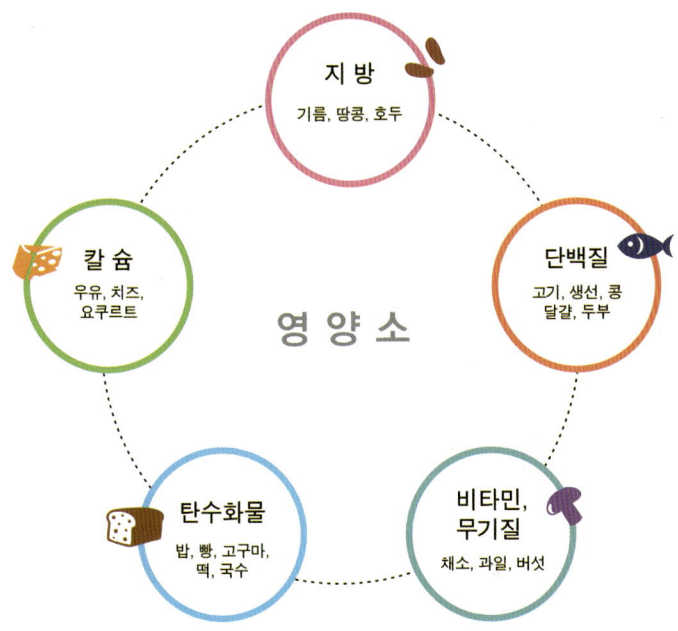

영양소

지방
기름, 땅콩, 호두

단백질
고기, 생선, 콩
달걀, 두부

비타민, 무기질
채소, 과일, 버섯

탄수화물
밥, 빵, 고구마,
떡, 국수

칼슘
우유, 치즈,
요쿠르트

75

피부 유형 및 관리 방법

우리 피부는 한 얼굴 안에서도 피부의 두께가 달라요. 피지 분비가 많은 T존, 두께가 도톰한 S존, 건조하면 각질이 일어나고 홍조가 나타나요. 턱 부위의 O존도 피지 분비가 많아 트러블이 심해요. 눈 주위의 피부가 얇고 건조한 I존 등 우리의 피부는 다양한 복합성이랍니다.

1) 정상 피부(Normal skin)

- 피지선에서 분비된 피지는 피부 표면을 덮고 있어 한선에서 분비되는 땀과 함께 천연 보호막을 형성해요.
- 표피의 약산성 pH를 유지시켜 세균의 감염이나 수분 증발을 억제시켜 줌으로써 피부의 보습 상태를 적절하게 유지할 수 있어요.
- 정상 피부란 피지선(기름샘)과 한선(땀샘)의 생리기능이 정상적인 가장 이상적인 피부 상태랍니다.
- 정상 피부는 피부 표면에 유분과 수분이 적당하게 유지되어 촉촉하고 부드러운 상태에요.

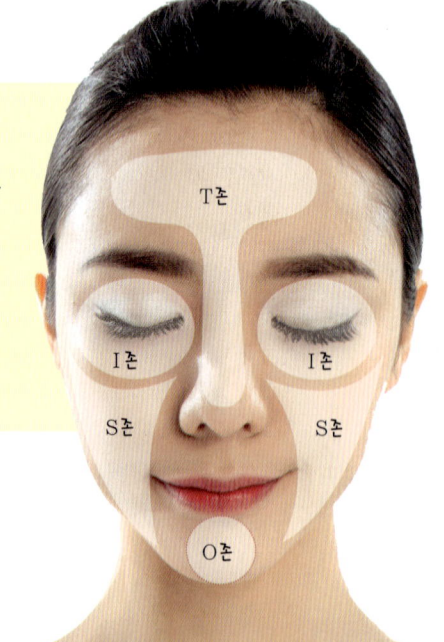

> ■ **급원 식품**
>
> 우유 및 유가공품, 과일(수분 함량이 많은 과일), 식물성 기름, 생선류(등푸른 생선), 두부, 간유, 달걀, 당근, 오렌지, 밀감, 사과, 녹황색 채소, 마가린 등을 골고루 섭취합니다.

2) 지성 피부(Oily skin)

- 정상 피부보다 피지선에서 과다한 피지가 분비되어 표면을 덮고 있어 피부가 번들거려요.
- 이마, 코 부분의 T존과 턱 부분의 O존이 가장 심한 상태를 말하는데 T존 부위는 모공에 기름이 축적되어 검은 면포(Black head)나 여드름이 생기는 경우도 있어요.

> ■ 급원 식품
>
> 효소(Yeast), 배추, 우유, 쇠간, 생선류(지방이 적은 생선 : 흰살생선), 달걀, 천둥호박, 당근, 고추, 녹황색 채소류, 두류, 닭고기, 감자, 감귤류, 오렌지, 딸기 등.
>
> ※ 제한해야 될 식품
>
> 돼지고기, 햄, 베이컨, 버터, 튀김류, 초콜릿, 코코아, 커피, 탄산음료, 아이스크림, 케이크, 푸팅, 땅콩, 바나나, 과일 통조림, 향신료, 술, 담배 등.

3) 건성 피부 (Dry skin)

- 피부의 피지선과 한선 기능의 저하로 피지량이 적고 각질층의 수분량이 10% 이하로 감소되어 건조해 있는 상태를 말해요.
- 피부가 거칠고 갈라지며 탄력이 없어지는 현상을 나타내요.
- 피지 분비의 결핍 현상은 유전적으로나 연령 증가로 피지선을 자극하는 안드로겐(Androgen) 분비가 부족한 경우나, 영양 결핍으로 인해 발생해요.

- 피부의 표피는 피지와 수분량 부족 현상으로 피부의 노화가 급속히 진행되므로 건성 피부가 되지 않도록 적절한 호르몬 조절과 충분한 영양 관리가 필요해요.

■ 급원 식품

필수지방산 함유 식품(식물성유, 어유, 견과류), 육류, 달걀, 우유, 요구르트, 아이스크림, 간유, 내장, 간, 녹황색 채소, 밀배아, 버터, 마가린, 과일류(수분 함량이 많은 것), 당근, 늙은 호박, 감귤류 등.

4) 복합성 피부(Combination skin)

- 피지의 분비량이 균형을 이루지 못하여 지성과 건성이 복합된 상태를 말해요.
- 이마, 코, 턱, 주위의 T존은 피지 분비가 많고 U존이나 눈 주위는 보습 함유량이 부족한 피부.

■ 급원 식품

과일류, 채소류, 식물성 유지가 주요 급원 식품.

STEP 02

바르는 것보다 씻는 것이 중요하다고요?
화장보다 중요한 올바른 세안법

각질이 생겼어요!

피부는 표피, 진피, 피하조직 3가지로 나누어져요. 이 중 표피세포는 28일을 주기로 새로운 세포를 생성하여 겉의 세포가 떨어지는데 이것이 각질이랍니다.

나이가 들어가면서 각질을 분해하는 효소의 기능이 쇠퇴하기 때문에 각질이 피부에 쌓여요. 각질은 가을·겨울철에 심하게 나타나는데, 건조한 공기가 각질 분해 효소 기능을 떨어지게 하기 때문이에요. 각질은 피부의 수분, 영양분의 공급을 방해하고 푸석하고 칙칙한 얼굴로 만들어요. 정상적인 피부는 10~15%의 수분 보유력을 가지고 있기 때문에 피부 수분의 함유량이 10% 이하로 떨어졌을 경우에는 피부 건조함이 느껴진답니다.

• 세포는 28일 턴 오버(Turn Over) 주기를 통하여 오래된 각질은 저절로 때로 떨어지는데, 신진대사가 잘 이루어지지 않으면 각화 작용이 제대로 이루어지지 않기도 해요.

- 클렌징이 잘되지 않았을 경우 노폐물이 쌓여 나타나는 현상이에요.
- 민감성 피부 중 피부 트러블에 의한 경우에 화장독, 약품, 환경오염에서 오는 염증성 피부가 되므로 각질이 쌓이고 화장품을 발라도 흡수가 제대로 되지 않기 때문에 화장은 계속 들뜨고 칙칙한 피부가 악순환 돼요.

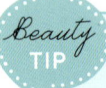

■ 남자 피부도 여자와 다르지 않아요.

수염으로 덮여 있어 까슬까슬해 보이지만 사실 남자 피부도 여자만큼 민감합니다. 매일 하는 면도 때문에 턱 부위에 염증이 생기기도 하고 각질로 거칠어집니다. 남자들의 피부에도 세심한 케어가 필요하다는 사실을 잊지 말아 주세요.

● 세안 순서

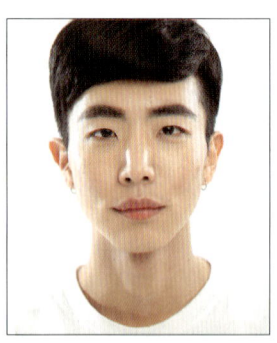

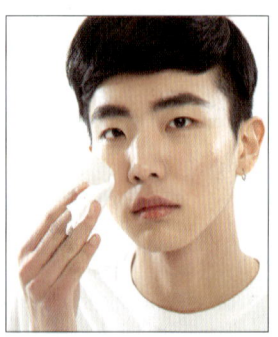

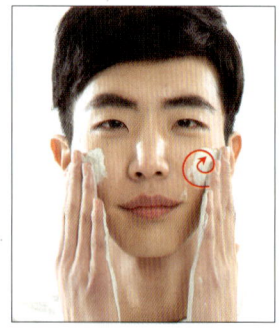

01 하얗게 각질이… 자! 이제 클렌징을 시작해 볼까요.

02 1차 세안은 클렌징 티슈로 간단히. 피부에 자극이 가지 않도록 문지르면 안 돼요.

03 유분이 많은 피부는 클렌징 폼으로 2차 세안합니다. 클렌징 폼은 계면활성제의 세정력과 크림의 보습, 피부보호기능을 함께 가지고 있으니 손으로 골고루 펴 발라요.

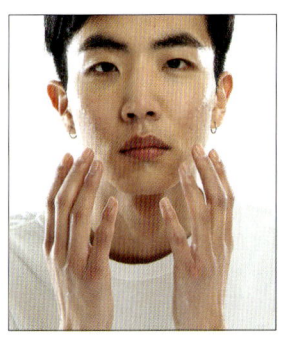

04 클렌징 폼을 물로 가볍게 씻어냅니다. 눈에 들어가지 않도록 주의하세요.

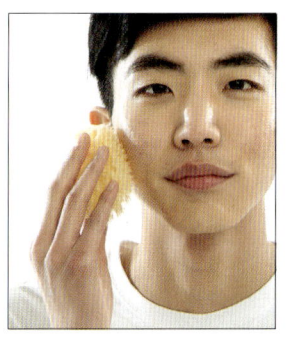

05 해면에 촉촉하게 물을 묻혀 고르게 닦아 줍니다. 피부의 각질을 정리하는 거예요. 이때도 힘을 주지 말고 부드럽게 롤링하며 마사지합니다.

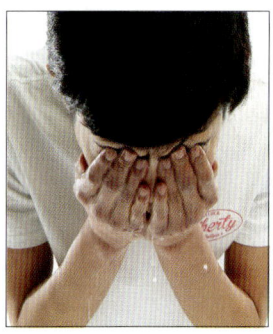

06 미온수로 여러 번 헹구어 줍니다.

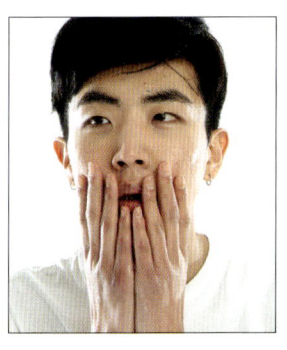

07 마지막은 찬물로 마무리. 유분도 각질도 깔끔하게 잘 정리되었어요.

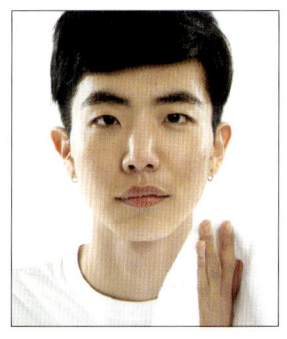

08 수건으로 문지르지 말고 물기를 톡톡 두드리며 닦아 줍니다.

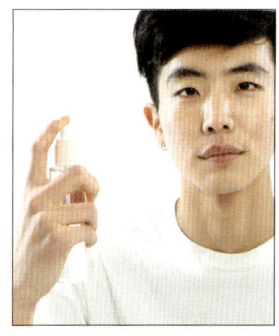

09 기초 중 스킨 정도는 발라줍니다. 유분이 많으면 로션이나 크림 등은 생략해도 됩니다. 대신 외출할 때엔 자외선 차단제 꼭 바르고 나가야 합니다.

■ 각질 케어

비누 세안만으로는 각질을 케어할 수 없어요. 각질 제거 기능이 있는 스킨을 사용하거나 스크럽 제품을 사용해 주기적으로 각질을 제거해야 합니다. 스크럽 제품을 너무 자주 사용하면 피부를 자극시켜 민감성 피부를 만들 수 있으니 일주일에 한두 번 정도만 사용합니다.

무엇으로 지울까요?

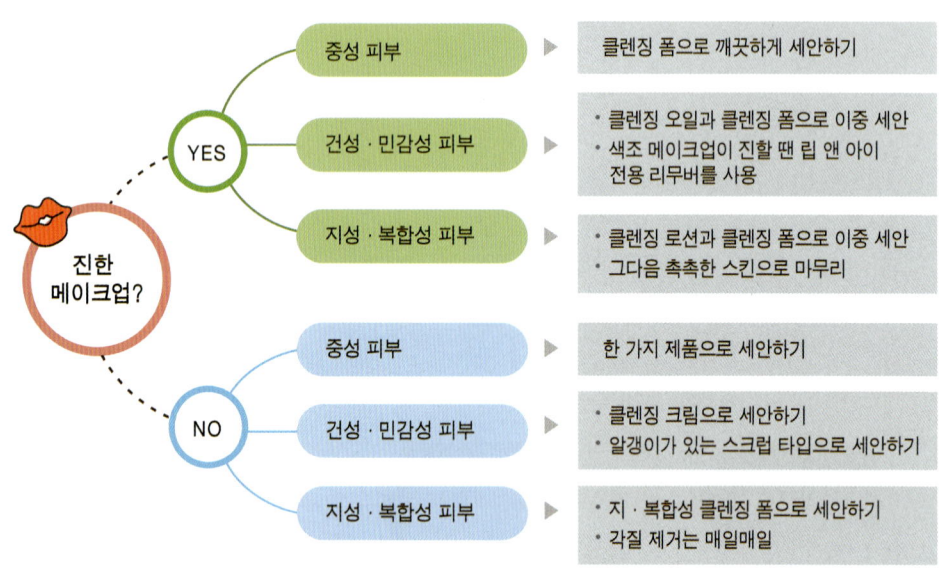

진한 메이크업?		
YES	중성 피부	▶ 클렌징 폼으로 깨끗하게 세안하기
	건성 · 민감성 피부	▶ • 클렌징 오일과 클렌징 폼으로 이중 세안 • 색조 메이크업이 진할 땐 립 앤 아이 전용 리무버를 사용
	지성 · 복합성 피부	▶ • 클렌징 로션과 클렌징 폼으로 이중 세안 • 그다음 촉촉한 스킨으로 마무리
NO	중성 피부	▶ 한 가지 제품으로 세안하기
	건성 · 민감성 피부	▶ • 클렌징 크림으로 세안하기 • 알갱이가 있는 스크럽 타입으로 세안하기
	지성 · 복합성 피부	▶ • 지 · 복합성 클렌징 폼으로 세안하기 • 각질 제거는 매일매일

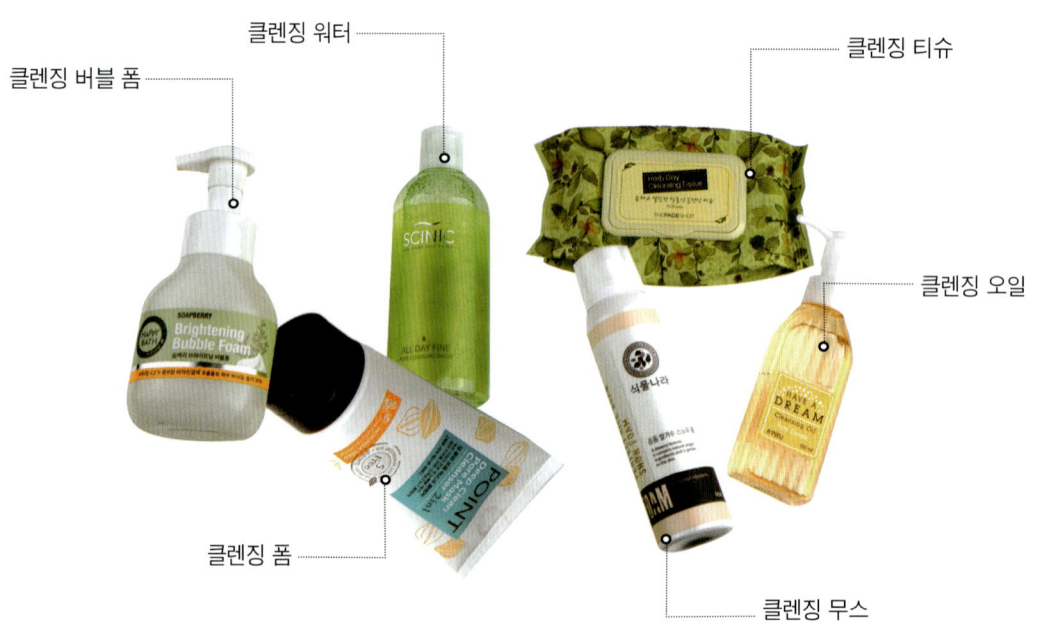

클렌징 버블 폼

클렌징 워터

클렌징 티슈

클렌징 오일

클렌징 폼

클렌징 무스

1) 클렌징 화장품

- 세안을 위해서는 물과 유분이 함께 필요해요. 물의 경우 중금속 이온이 포함된 경수보다는 중금속 성분이 없는 연수를 사용하여 세안하는 것이 피부 불순물 제거에 효과적이거든요!
- 사람의 피부는 pH 5.5의 중성 상태로 유지되고 있어요. 이에 비해 세안에 사용하는 비누의 경우 알칼리성이 강하기 때문에 비누로 세안한 후 피부는 일시적으로 알칼리성 상태가 되어 있답니다. 약산성인 스킨로션을 세안 후 바로 사용하는 것은 비누 세안으로 인해 알칼리화 된 피부를 중화시켜줄 수 있기 때문이에요.

2) 클렌징 워터와 젤

- 클렌징 워터는 세정용 화장수의 일종이에요. 화장을 지우는 것보다 화장하기 이전 피부의 불순물을 제거하는 용도로 사용되는 경우가 많아요. 물론 아주 옅은 화장을 지우는데 사용되기도 한답니다. 계면활성제와 에탄올의 성분을 이용하여 세정하게 하는 것이 좋아요.
- 젤에는 수성과 유성 두 가지의 종류가 있는데요, 워터에 비해서는 세정력이 강한 클렌저랍니다.

3) 클렌징 로션과 크림

- 클렌징 로션과 크림은 짙은 메이크업 화장을 지울 때 효과적인 세안제예요.
- 일반적으로 유동 파라핀이 반수 이상의 양을 차지하는 크림과

30~40% 정도 차지하는 로션은 피부 표면에 직접 도포하여 세안하므로 물이나 계면활성제 타입의 클렌저만으로는 지울 수 없는 더러움을 제거하는데 사용돼요.

- 메이크업 화장품도 크림이나 로션처럼 유동 파라핀이 유성 성분이므로 유성 성분의 메이크업을 지우는데 유성 성분의 크림이나 로션을 사용하는 것이 효과적이며, 계면활성제 형태의 클렌저를 사용하면 메이크업을 효과적으로 지울 수 있어요. 따라서 짙은 화장은 크림 타입으로 옅은 화장은 로션 타입으로 지우게 된답니다.

4) 클렌징 폼

- 계면활성제의 세정력과 크림의 보습, 피부 보호 기능을 함께 가지고 있는 클렌저예요. 폼 클렌징 크림이라고 부르기도 해요.
- 크림 타입이므로 계면활성제의 세정으로 인한 과도한 탈지를 방지하여 수분 상실도 함께 방지해 줘요.
- 거품으로 세정하고 크림으로 유분을 공급하면서 세정으로 인한 수분 상실을 방지해 주는 클렌저예요.
- 피부 타입별로 종류가 아주 다양해요. 기능에서도 차이가 많은데 무자극성을 내세운 제품이 있는가 하면 세정력을 우선시하는 제품도 있고, 수분 보충, 각질 스크럽, 여드름 케어, 블랙헤드&화이트헤드 케어, 모공 케어 기능 등 다양한 종류들이 있답니다. 자신의 피부 타입에 맞게 선택하는 것이 중요해요!

클렌징 도구

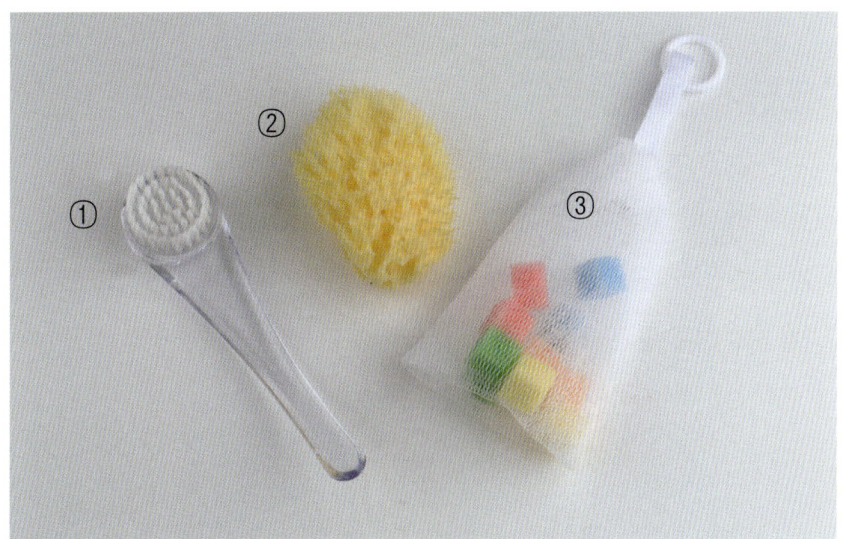

① <mark>모공 브러시</mark>

브러시의 모가 머리카락보다 얇은 미세모는 피부에 자극을 주지 않고 모공에 더러운 노폐물과 피지를 제거합니다. 힘 주지 않고 동글동글 굴려가며 클렌징 폼의 거품을 충분히 내어 사용합니다.

② <mark>천연 해면 스펀지</mark>

바다에서 채취되는 천연 생물로 해면은 물에 적셔 사용합니다. 메이크업 잔여물이나 피부의 각질을 자극 없이 깨끗하게 닦아낼 수 있어요.

③ <mark>버블망</mark>

클렌징 폼의 거품을 만들어 주는 아이템으로 풍성하게 거품을 내어 자극 없이 깨끗한 세안을 할 수 있도록 도와 주는 도구입니다.

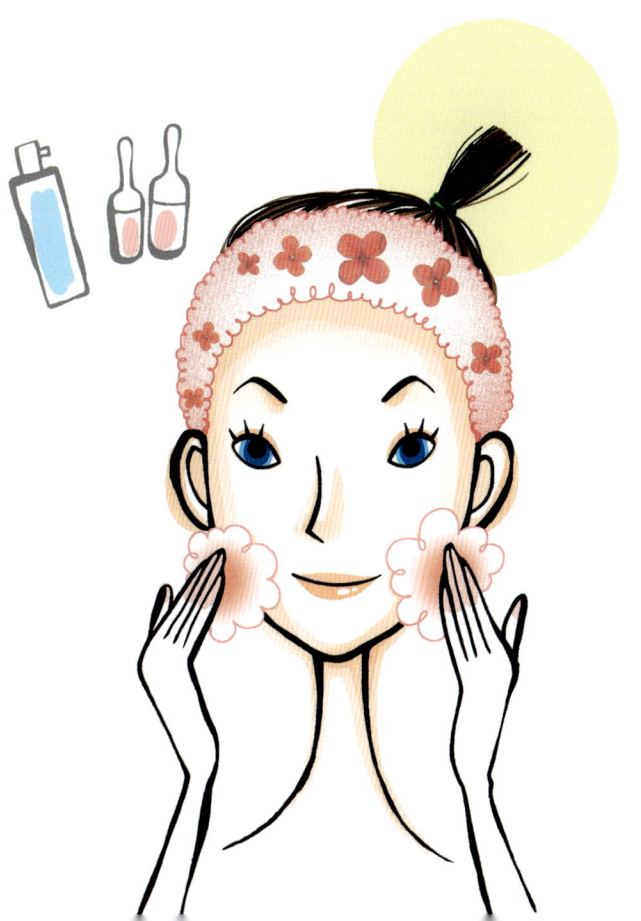

올바른 세안법

● **비누와 물티슈**

일반 비누에 들어 있는 알칼리성 성분이 피부에 자극을 주므로 일반 비누로
세안해서는 안 돼요!

물티슈에는 화장을 지워주는 성분이 따로 첨가되어 있지 않으므로 애써 화장
을 지우려 피부에 문지르면 오히려 피부에 좋지 않은 자극을 줄 뿐만 아니라
화장품 또한 잘 닦여지지 않아 트러블을 유발할 수 있어요.

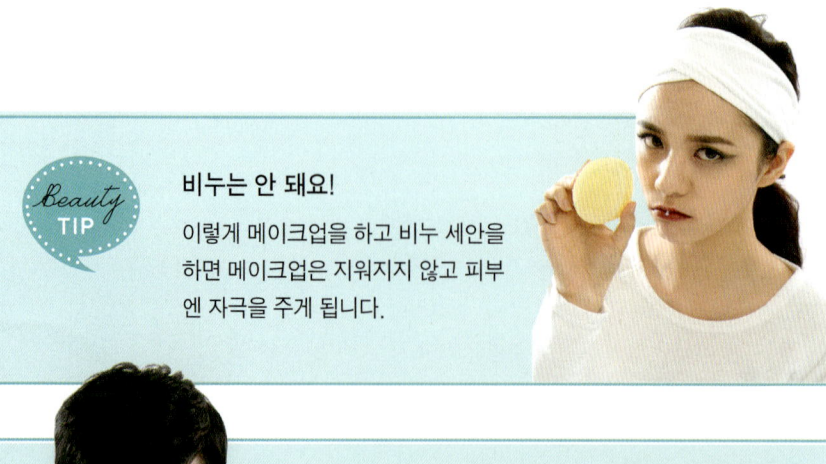

Beauty TIP

비누는 안 돼요!
이렇게 메이크업을 하고 비누 세안을
하면 메이크업은 지워지지 않고 피부
엔 자극을 주게 됩니다.

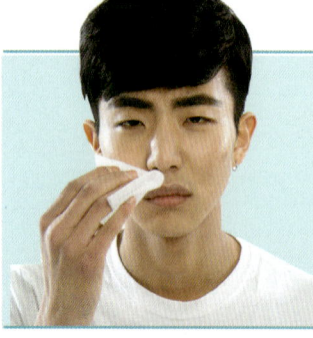

물티슈로 세안을 한다고요. 그럼 안 돼요!
물티슈는 화장이 잘 지워지지 않기 때문에 피부를
문지르면 자극을 줄 뿐만 아니라 화장품 또한 잘 닦
여지지 않아 트러블을 유발할 수 있어요.

● **클렌징 티슈**

로드 숍에서 보통 3,000~5,000원대에 구매할 수 있는 제품! 진한 메이크
업을 했을 때 클렌징 티슈로 1차 클렌징을 하고 클렌징 폼으로 2차 클렌
징을 하면 깨끗하게 클렌징을 할 수 있어요.

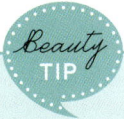

물티슈와 클렌징 티슈의 차이

물티슈는 말 그대로 '물에 적셔진 티슈'이기 때문에 얼굴에 사용하기에는 펄프
의 입자고 매우 거칠어 피부에 큰 자극이 될 수 있어요. 클렌징 기능 성분도 없
기 때문에 화장이 지워지지 않아 더 빡빡 문지르게 되기 때문에 피부에 상처가
날 수도 있죠.
클렌징 티슈는 클렌징을 위한 티슈로서 클렌징 기능이 있기 때문에 얼굴에 문
질러도 자극이 적으며 쉽게 화장이 지워진답니다.

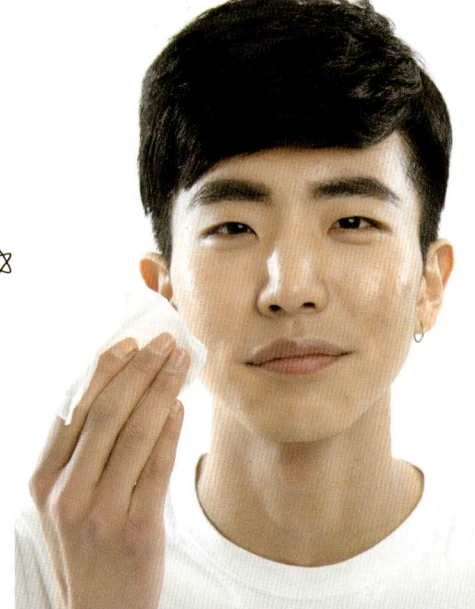

메이크업을 했을 때
클렌징 티슈로 초간단 클렌징을
할 수 있어요.
미온수로 깨끗하게 세안하면 끝!

● 꼼꼼 클렌징 노하우

① 포인트 메이크업 지우기

1차 세안

화장솜에 립 앤 아이 리무버를 충분히 적셔 포인트 메이크업을 한 부위(눈 화장, 입술) 위에 올려두고 1분 정도 화장품들을 녹인 뒤 살살 문질러 닦아 줘요. 속눈썹, 아이라인 점막 부위는 민감한 곳이기 때문에 면봉에 리무버를 묻혀 닦아내면 깔끔하고 꼼꼼하게 클렌징이 가능하답니다!

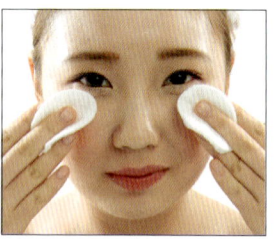

01 포인트 메이크업은 립 앤아이 리무버 제품으로 미리 지워 주는 게 좋아요

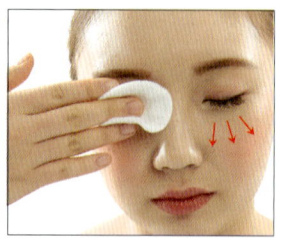

02 마스카라와 아이라인이 지워지도록 지그시 눌러 주고 기다립니다.

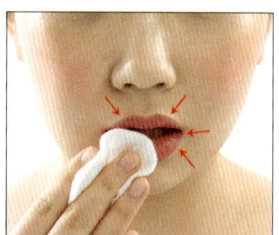

03 입술도 문지르지 마시고 살살 부드럽게 입술 안쪽으로 지워줍니다.

2차 세안

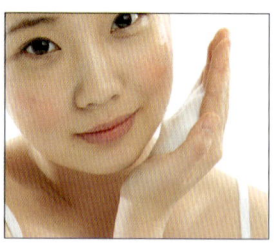

04 눈과 입술을 다 지웠으면 이제 2차 클렌징… 무스 타입의 클렌징은 부드럽고 제형이 쫀쫀합니다. 클렌징 폼과 비슷하며 거품이 많이 나와 기분이 좋아요.

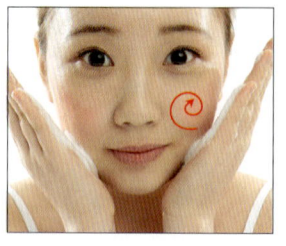

05 클렌징 폼으로 거품을 충분히 얼굴에 얹고 부드럽게 마사지하듯! 스피디하게!

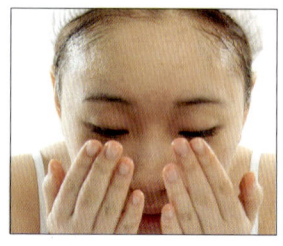

06 미지근한 물로 얼굴에 자극 없이 화장을 지워냅니다. 마지막엔 찬물로 세안하여 모공을 닫아줍니다.

② 여드름 피부 클렌징

폼 클렌징을 짜고 난 뒤 바로 얼굴에 문지르는 것이 아니라 충분히 거품을 내어 그 거품으로 세안해 줘요. 피부에 문지르는 시간이 3분을 넘어가지 않도록 주의 해야 하는 것이 팁! 과하게 문지를 경우 오히려 피부가 예민해지고 필요한 수분과 유분이 씻겨나가기 때문이에요. 피부에 직접적인 자극은 주지 않으면서 효과적 으로 딥 클렌징을 도와주는 해면 스펀지, 누에고치 골무, 클렌징 모공 브러시 등 여러 도구들도 있지요. 여드름이 나는 이유는 정말 다양하기 때문에 자신의 여드 름 원인을 아는 것이 중요하답니다.

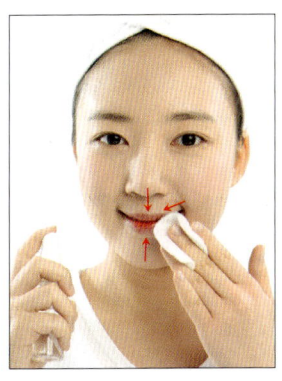 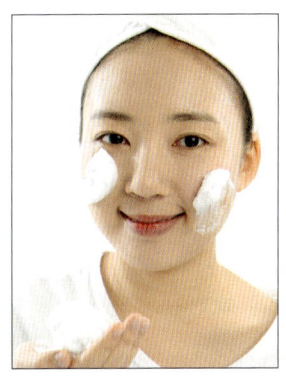 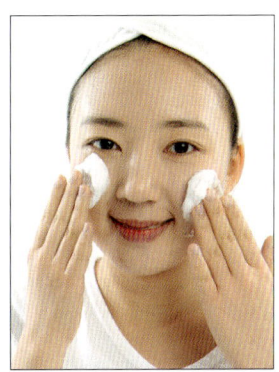

01 포인트 메이크업 지우 기, 립 앤 아이 리무버로 자극 없이 잠시 눌러주고 지워 냅니다.

02 폼 클렌징을 짜고 난 뒤 충분히 거품을 내어 그 거품으로 세안해 줘요.

03 거품을 충분히 만들어 얼굴에 부드럽게 롤링

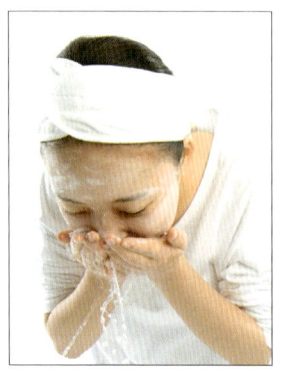

04 미온수로 충분히 여러 번 세안합니다.

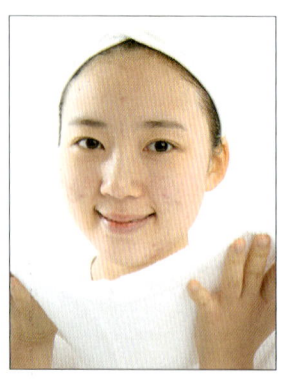

05 깨끗한 수건으로 톡톡 두드리며 물기 제거

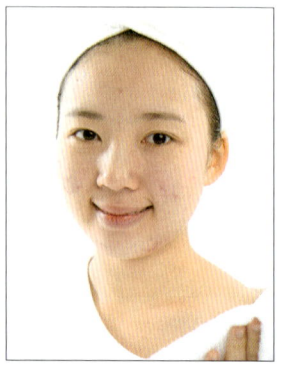

06 여드름 피부는 자극을 주지 않도록 주의해야 합니다. 타올로 닦고 난 후에는 공기 중에 내 소중한 피부의 수분을 빼앗기지 않도록 기초 케어 제품을 빨리 발라 줍니다.

Beauty TIP

꼼꼼 클렌징 제품 선택법!

① 건성이지만 각질이 모공을 막아 여드름이 생기는 타입 - 스크럽 기능이 있는 폼 클렌저를 사용해요.

② 과한 피지 분비로 인한 여드름 - 오일 성분이 적고 수분 함유가 높은 클렌저를 사용해요.

③ 호르몬으로 인한 여드름 - 최대한 자극을 줄이고 저자극 민감성 클렌저를 사용해요.

세안 후 간단한 피부관리

● 코 팩

왕성한 유분 코에 피지를 그냥 두면 나중엔 검게 변하고 짜고 나면 코가 빨갛게 되고 어떻게 해야 할까요?

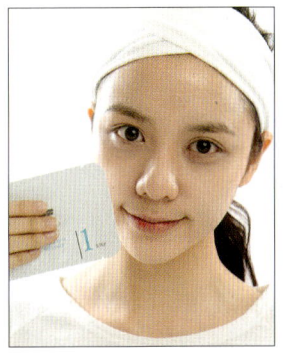

01 우선 따뜻한 물로 세안을 하거나 따뜻한 수건을 코에 올려 코에 모공을 열어 줍니다.

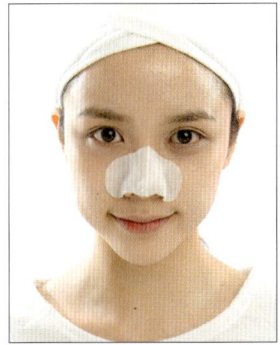

02 1차 코 팩을 올려 10분 정도 있다가 떼어 냅니다. 코 팩에 피지가 함께 딸려 올라옵니다.

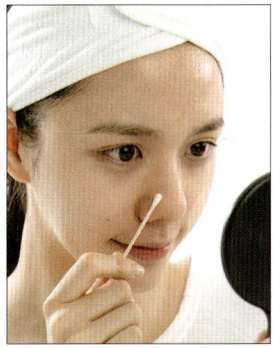

03 코에 아직 남아 있는 피지는 면봉으로 살짝살짝 눌러 피지가 나오도록 합니다.

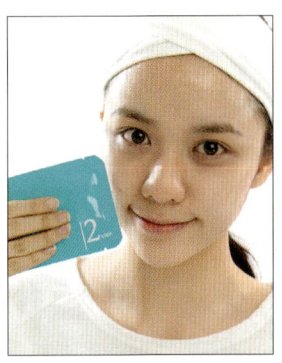

04 2차 코 팩은 피지가 나와 늘어진 모공을 조여 주는 역할을 합니다.

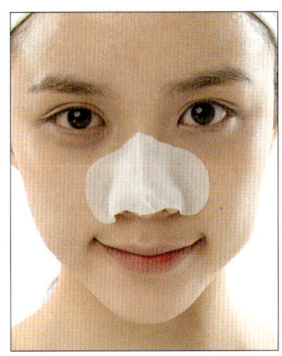

05 10분 정도 후에 떼어 내고 물로 깨끗이 씻어냅니다.

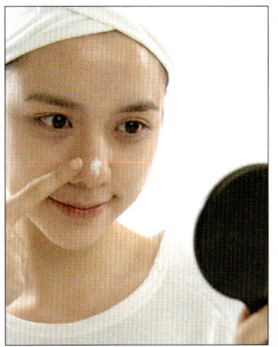

06 에센스로 피부 결을 마무리합니다. 완성!

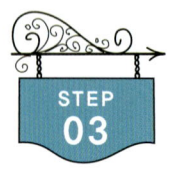

공공의 적, 여드름

피지 분비가 많은 사람이 여드름도 많이 나는데 청소년기가 되면 성장 호르몬에 의해 피지샘 분비도 증가하니 피지가 많아지는 거죠. 피지가 밖으로 나오지 못해 피부 속에 고이거나 공기 중의 세균이 침투하여 염증이 생기거나 빨갛게 튀어나오는 증상이 바로 여드름입니다.

여드름 피부의 원인

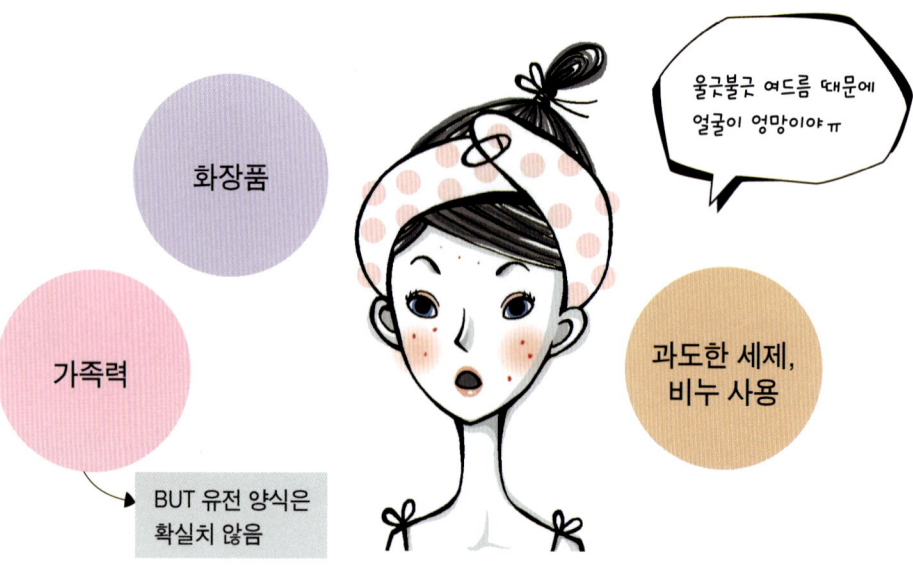

1) 내적 원인

스트레스, 고지방, 고당질 식품, 월경주기, 약의 부작용(연고), 피임약, 임신, 다이어트 등의 내적 요인에 의해 여드름이 유발돼요.

2) 외적 원인

자외선, 계절, 기후, 손에 의한 자극, 화학물질, 전자파에 의한 환경 등에 의해 여드름이 유발돼요.

여드름의 종류와 증상

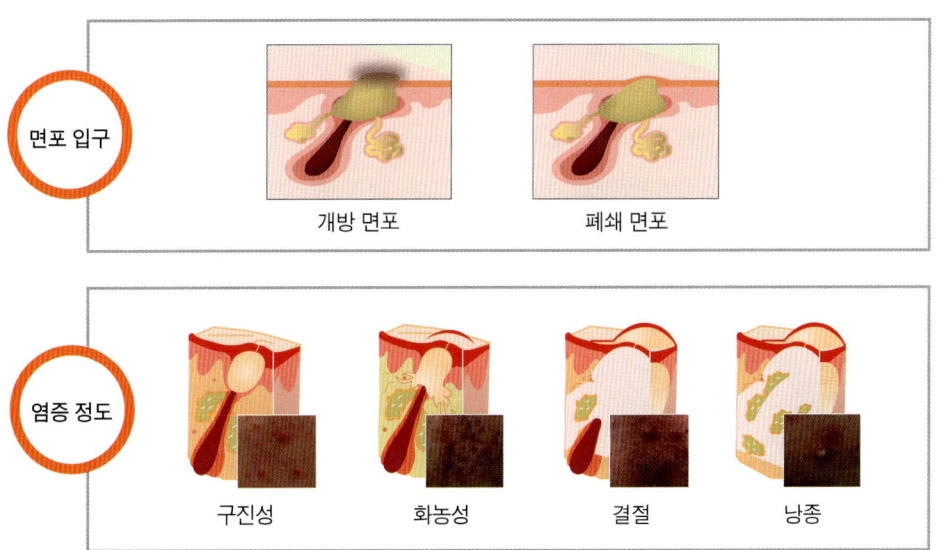

면포 입구

개방 면포   폐쇄 면포

염증 정도

구진성   화농성   결절   낭종

1) 신생아 여드름

태반을 통해 산모로부터 전달된 호르몬에 의해 코, 뺨, 이마 등에 나타는데, 일시적이므로 치료할 필요는 없어요.

2) 소아 여드름

서구화된 식생활로 인한 과체, 성 조숙증이 나타날 수 있어요.

3) 사춘기 여드름

성호르몬의 분비, 적절한 시기 치료 필요해요.

4) 성인 여드름

여성이 3배 이상 많아요. 턱과 입 주위에 많이 발생

스트레스, 약물, 기름기 많은 음식, 담배, 생리 등이 악화 요인이에요.

● 블랙헤드? 화이트헤드?

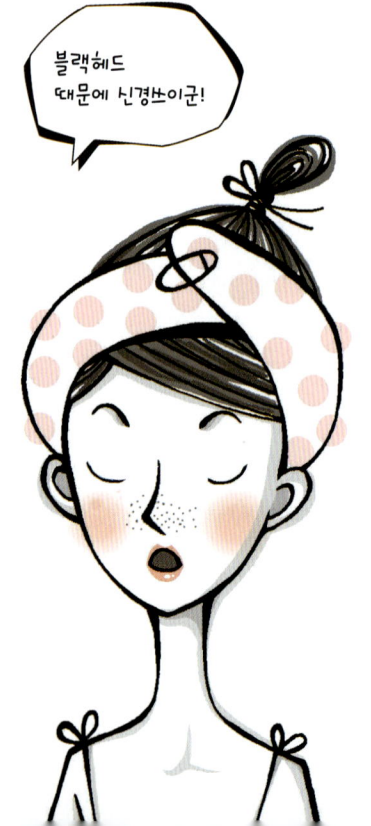

블랙헤드 때문에 신경쓰이군!

구 분	블랙헤드(Blackhead)	화이트헤드(Whitehead)
종 류	개방성 면포	폐쇄성 면포, 좁쌀여드름
생성 원인	여드름 균의 대사물질이 만들어 낸 활성산소에 의해 산화된 모낭 내 피지와 각질의 혼합물	안드로겐 호르몬의 과잉 분비로 피지 분비 증가, 모낭벽의 각질층이 두꺼워져 피지가 모낭 입구 폐쇄, 정상적으로 배출되지 못하고 그 안에 갇혀 생김
관리법	모공 열기, 블랙헤드 짜내기, 모공 닫기와 마무리의 3단계	모낭 입구를 막고 있는 각질 제거, 면포 속에 갇혀 있는 피지를 적절히 압출의 2단계

5) 여드름 피부관리는 어떻게?

우리나라 국민의 약 80%가 경험하는 대표적인 피부질환인 여드름, 어떻게 관리해야 하는지, 지금부터 잘못된 습관은 없는지 살펴봅시다.

① 손으로 짜거나 잡아 뜯어요.

집에서 스스로 여드름을 짜면 흉터가 남아요.

쉽게 세균에 감염되어 더 심하게 됩니다.

② 베이비 로션을 사용합니다.

베이비 로션은 피지 분비가 적은 아기용으로 여드름 피부에는 적합하지 않아요.

여드름 피부는 Oil-Free 제품을 사용해야 합니다.

③ 화장을 해도 되나요?

아무리 좋은 화장품을 사용해도 모공을 막으면 피지가 나가지 못해 여드름이 생겨요.

기름기가 많은 화장품은 피지와 찰떡궁합! 모공을 완전히 꽉 막아 버립니다.

④ 여드름을 유발하는 화장품은 무엇이 있나요

오일 성분이 들어 있는 기초 화장품, 자외선 차단제, 크림, 클렌징 오일 화장품 등입니다.

파우더 종류도 모공을 막는다면 여드름을 유발합니다. 그러니 피부에 자극을 주지 않으며 꼼꼼한 클렌징을 해야 합니다.

⑤ 각질 제거

각질층이 두터워지면 모공이 막혀 여드름이 생겨요. 클렌징으로 각질 제거를 해야 합니다.

단백질 분해 효소로 항염증 작용을 하며, 각질층의 단백질을 분해 제거해요.

6) 여드름 예방은?

건강한 몸이 피부 재생력도 좋으니 운동도 열심히 하고 몸에 좋은 음식을 먹읍시다. 여드름에 좋은 요인과 나쁜 요인은 무엇이 있을까요?

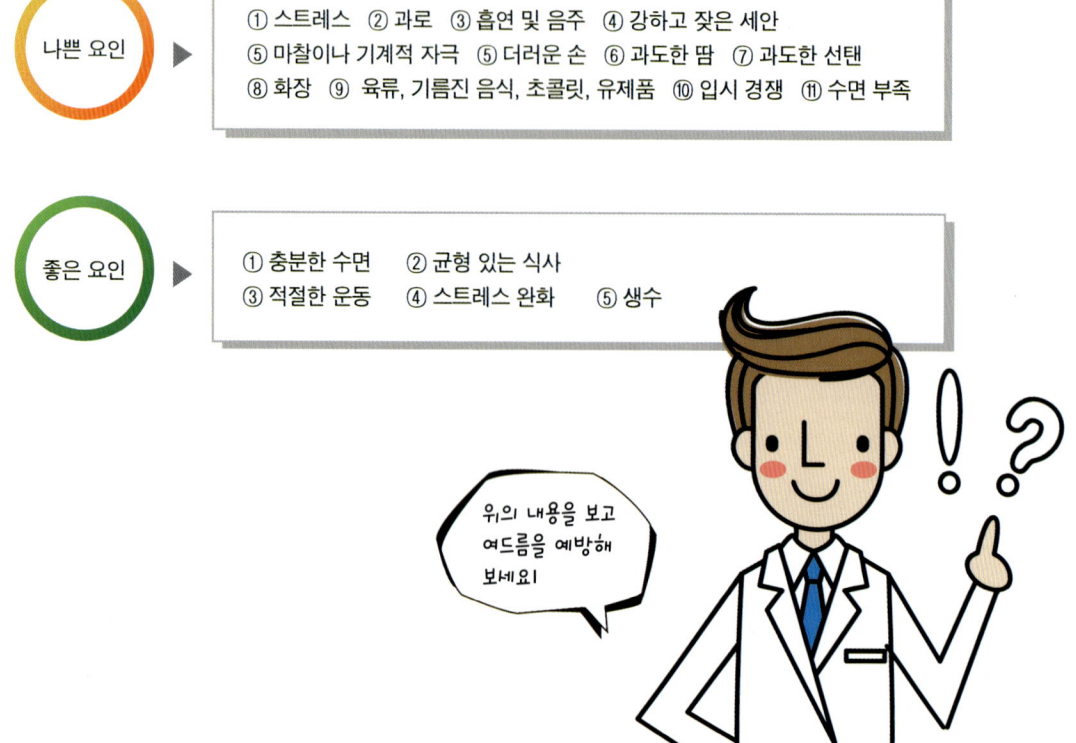

STEP
04

태양을 피하고 싶어요~
피하고 싶은 자외선

자외선의 정의

- 자외선은 태양광의 일종이며, 파장 200~400mm 사이의 광선을 말해요.
- 가시광선보다 파장이 짧은 보라색 파장의 바깥쪽에 존재하여 자외선 이라 불려요.
- 눈에는 보이지 않지만 피부에 화상을 일으키고 멜라닌을 활성화시켜 피부색을 검게 변화시키며, 피부염이나 피부 노화를 유발시켜요.
- 피부에 미치는 영향에 따라 자외선 A, B, C 세 가지로 분류됩니다.
- 적당량의 햇볕은 비타민 D를 합성시켜 골격을 튼튼하게 하지만, 햇볕 에 과다하게 노출되면 자외선으로 인해 좋지 않은 영향을 받게 될 수 있어요!
- 피부 손상의 3대 요인은 '자외선, 건조, 산화'랍니다. 자외선은 콜라젠 을 손상시켜 피부의 탄력이 상실되게 해요.
- 습도 저하, 바람 등의 이유로 인한 피부 건조는 각질층의 수분 부족을 가져오고, 이것은 피부의 투명성을 감소시키며 결국 피부가 거칠어지 게 만들어요.

- 유해 산소는 피지 성분을 산화시켜 피부에 과산화지질을 생성시켜 세포를 손상시키고 이것은 피부의 노화를 촉진합니다.
- 일반적으로 우리나라의 경우 자외선은 3~10월까지 모두 피부에 영향을 주며 오후 2시에서 4시 무렵이 자외선이 가장 강한 시간대예요!

자외선의 특징

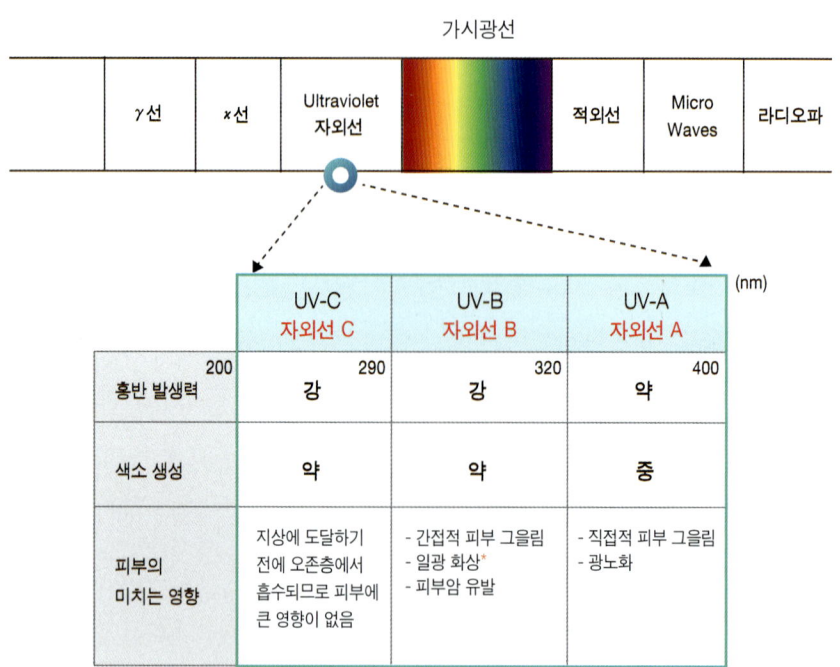

	UV-C 자외선 C	UV-B 자외선 B	UV-A 자외선 A
홍반 발생력	강	강	약
색소 생성	약	약	중
피부의 미치는 영향	지상에 도달하기 전에 오존층에서 흡수되므로 피부에 큰 영향이 없음	- 간접적 피부 그을림 - 일광 화상[*] - 피부암 유발	- 직접적 피부 그을림 - 광노화

※ 일광 화상 : 과량의 자외선에 노출된 경우 더욱 진전되어 물집이 생기는 등의 화상 상태

태양광선은 자외선(6%), 가시광선(52%), 적외선(42%)으로 구분합니다.

- 태양광의 6%에 해당되는 자외선은 파장의 크기에 따라 UV-A(장파장), UV-B(중파장), UV-C(단파장)로 나눌 수 있어요.
- UV-A(장파장)는 진피층까지 침투하여 색소 침착 및 콜라겐 섬유의 손상을 유발해요.
- UV-B(중파장)는 중파장으로 파장이 짧고 에너지가 높아서 표피와 진피의 상부까지 침투하여 색소 침착 및 화상을 일으켜요.
- UV-C(단파장)는 단파장 자외선으로 피부암의 원인이 돼요.

자외선 차단제와 SPF

- 자외선 차단제(Sun screen)란 자외선을 흡수 또는 산란시키는 성분을 함유한 화장품이랍니다.
- 트윈 케이크, 메이크업 베이스, 파운데이션 등에 자외선 차단 효과가 있어요.
- 자외선 차단제의 자외선 차단 효과는 자외선 차단지수(Sun Protection Factors : SPF)로 표시해요.
- SPF(Sun Protection Factor) : 자외선 차단지수로 개인의 민감도나 광선에 대한 피부를 시간, 계절 등에 따라 다르게 해야 하며, 이러한 정도를 수치화하여 표시한 것이에요. SPF 1은 15분 정도의 차단 효과가 있어요. SFP 30이면 7시간 30분이니 이 시간 동안 자외선 차단 효과가 지속된다는 건데 실제로 계속 차단 효과가 유지되는 것은 아닙니다. 선크림을 바른 후 3~4시간 정도 지나면 피지 분비와 땀에 의해 차단력이 저하되어 효력이 떨어지기 때문에 3~4시간마다 덧바르는 게 좋습니다.

- PA(Protect A) : 자외선 A를 차단시키는 정도를 말해요.

- UVA 차단 효과의 정도를 의미해요.

- +(차단 효과 있음), ++(차단 효과 상당히 높음), +++(차단 효과 매우 높음)

자외선 스케줄에 따른 관리 방법

● **아침**

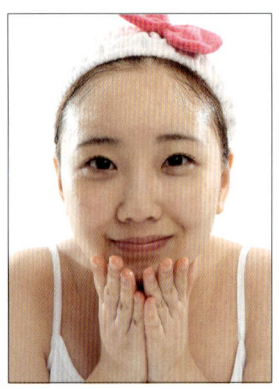

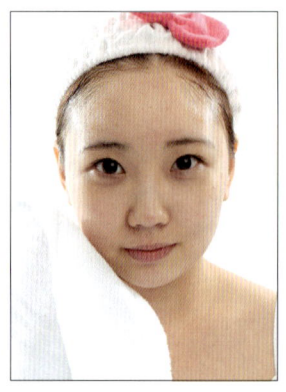

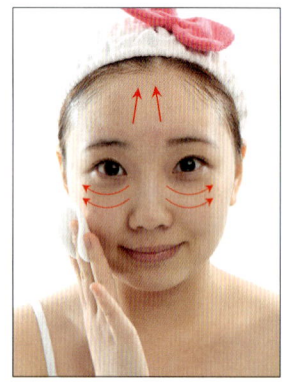

01 **상쾌한 아침 찬물에 세안하기!**

지친 피부에 탄력을 주기 위해서 찬물로 세안하도록 해요. 얼굴에 유분이 별로 없다면 어제 깨끗이 세안했으니 클렌징 제품을 꼭 사용하지 않아도 돼요. 유분이 많은 피부는 아침에도 클렌징 제품을 사용하여 유분을 제거합니다.

02 수건은 자극을 주지 말고 물기만 제거해요.

03 스킨 패팅 - 화장솜에 스킨을 묻혀 두드리듯이 발라 수분을 공급해 줍니다.

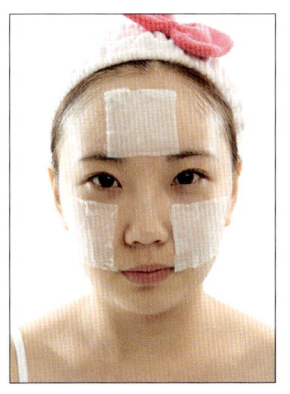

04 5분 마스크 - 아스트린
젠트를 냉장고에 넣어
두었다가 화장솜에 묻혀 5분 동
안 마스크를 해요. 아스트린젠
트를 사용하니 유분도 잡아 줄
수 있어요. 유분이 없는 건조한
피부는 스킨이나 에센스를 사
용하세요.

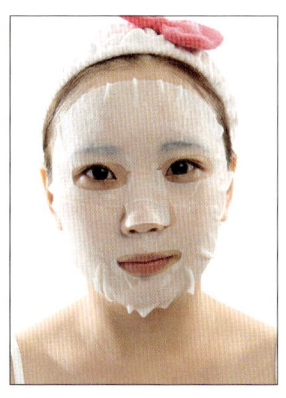

05 시간이 된다면 10~15
분 마스크 팩을 하면 더
좋아요.

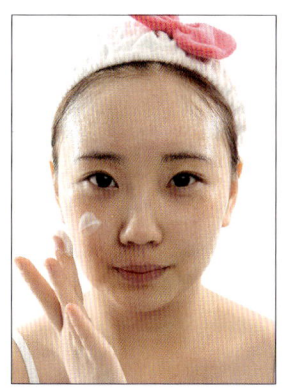

06 에센스를 발라 줍니다.
에센스가 없으면 로션
을 바르면 돼요.

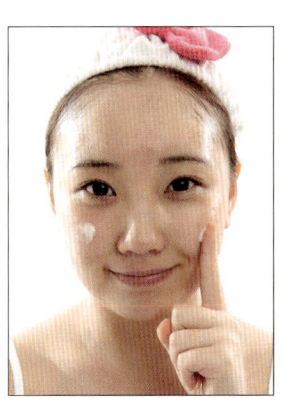

07 **자외선 차단제 바르기**
자외선 차단제는 얼굴
전체에 펴 바르고 자외선으로
인해 제일 많이 손상되는 코와
광대뼈 부분을 신경 써서 발라
주고 한 번 더 발라 주어요.

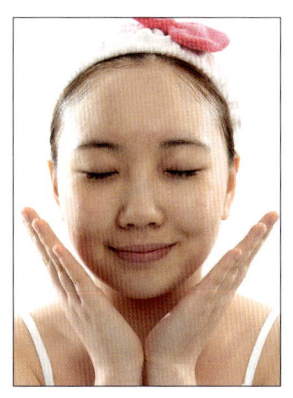

08 기초를 마무리한 소중
한 내 얼굴! 피부는 힘을
주면 자극을 받아요. 부드럽게
그리고 시간을 투자하세요. 이
제 원하는 스타일로 화장을 합
니다.

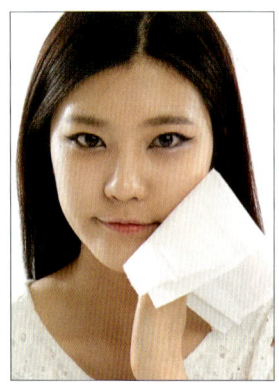 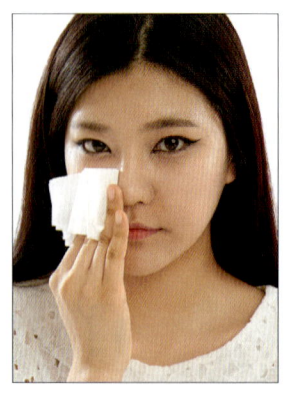

01 땀과 먼지 닦아내기- 기름종이나 티슈로 눌러 땀이나 피지를 없애요.

02 자외선 차단제를 포함한 베이스 제품을 덧발라 주어요. 특히 코 부분은 피지나 땀으로 화장이 잘 지워지므로 더 신경 써 줍니다.

● 귀가 후 오후 8시

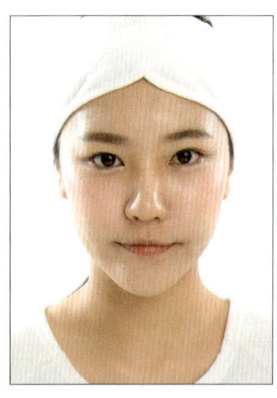 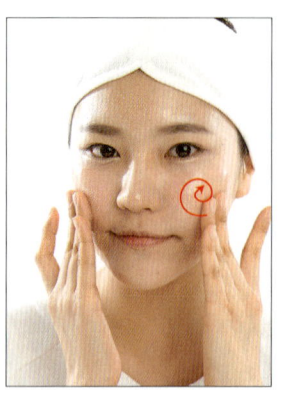 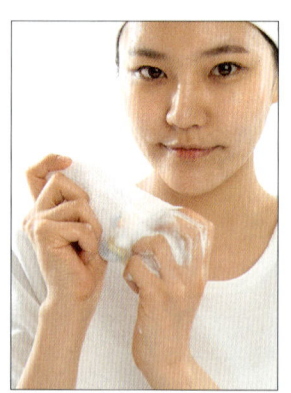

01 세안을 준비해요!

02 오늘 메이크업은 진했으니 오일 선택!

03 세안 후 찝찝함… 이중 세안으로! 버블 망으로 폼을 풍성하게 거품을 만들어 사용합니다.

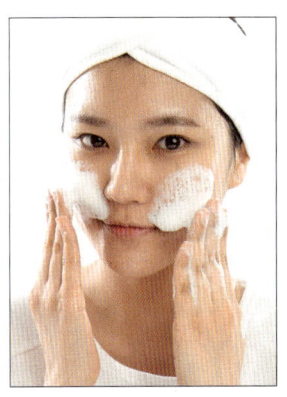

04 내 피부는 소중하니까, 부드럽게 거품을 내어 씻어요!

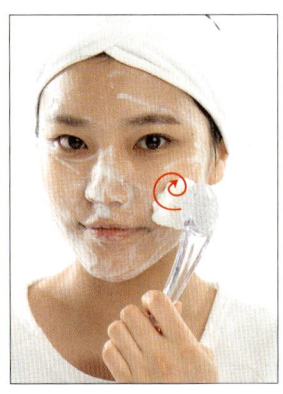

05 주1회 정도 딥 클렌징을 위한 페이셜 브러시를 사용해요!

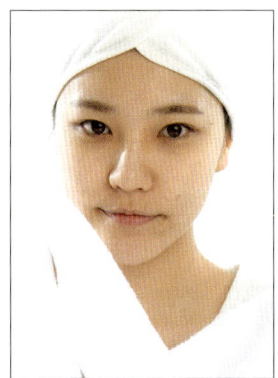

06 끝! 깔끔하게 마무리!

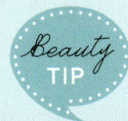
Beauty TIP

① **이중세안하기** − 차단제의 유분기가 남지 않도록 크림으로 지우고 꼭 이중 세안해 줘요!

② **스킨 마스크** − 자외선에 온종일 시달린 피부는 건조하고 거칠어지기 쉽다. 스킨 화장품을 얼굴에 5분간 올려놓아 수분을 공급해 줘요.

③ **화이트닝 마사지하기** − 화이트닝 크림과 에센스는 피부에 영양과 수분을 공급해 줄 수 있는 좋은 마사지 방법이에요.

④ **화이트닝 팩하기** − 일주일에 1~2번 정도는 화이트닝 팩을 해주는 것이 좋아요. 각질을 제거하고 투명한 피부를 만드는 데 효과적이랍니다. 팩을 한 후 수분을 공급해 주어야 해요.

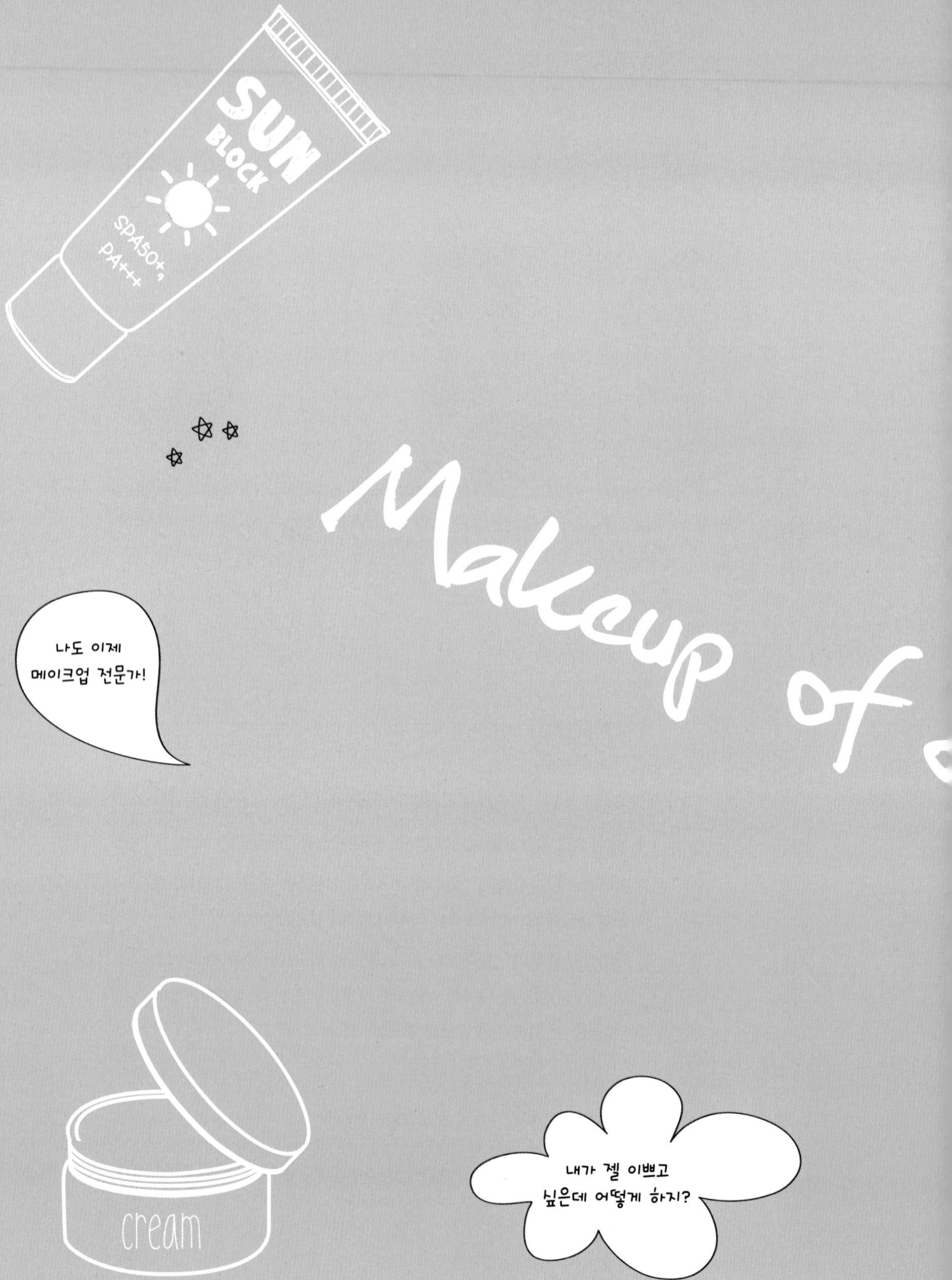

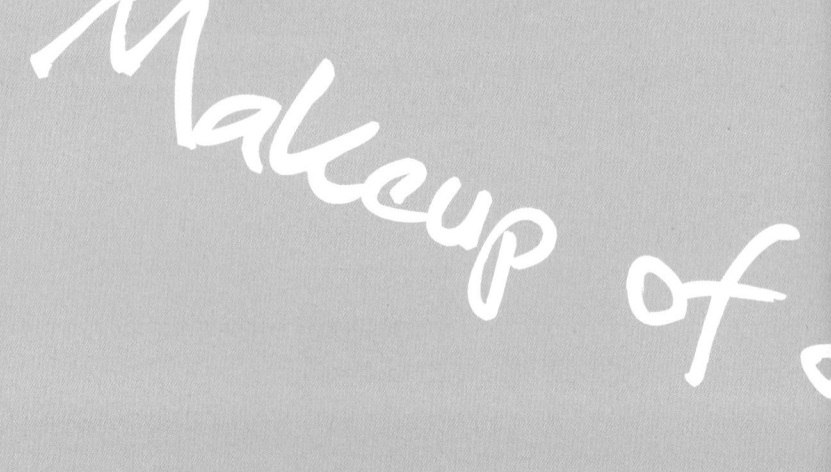

SUN BLOCK
SPA50+,
PA+++

나도 이제
메이크업 전문가!

Makeup of

cream

내가 젤 이쁘고
싶은데 어떻게 하지?

Lesson 5.

이제부터 메이크업을 시작해 볼까요?

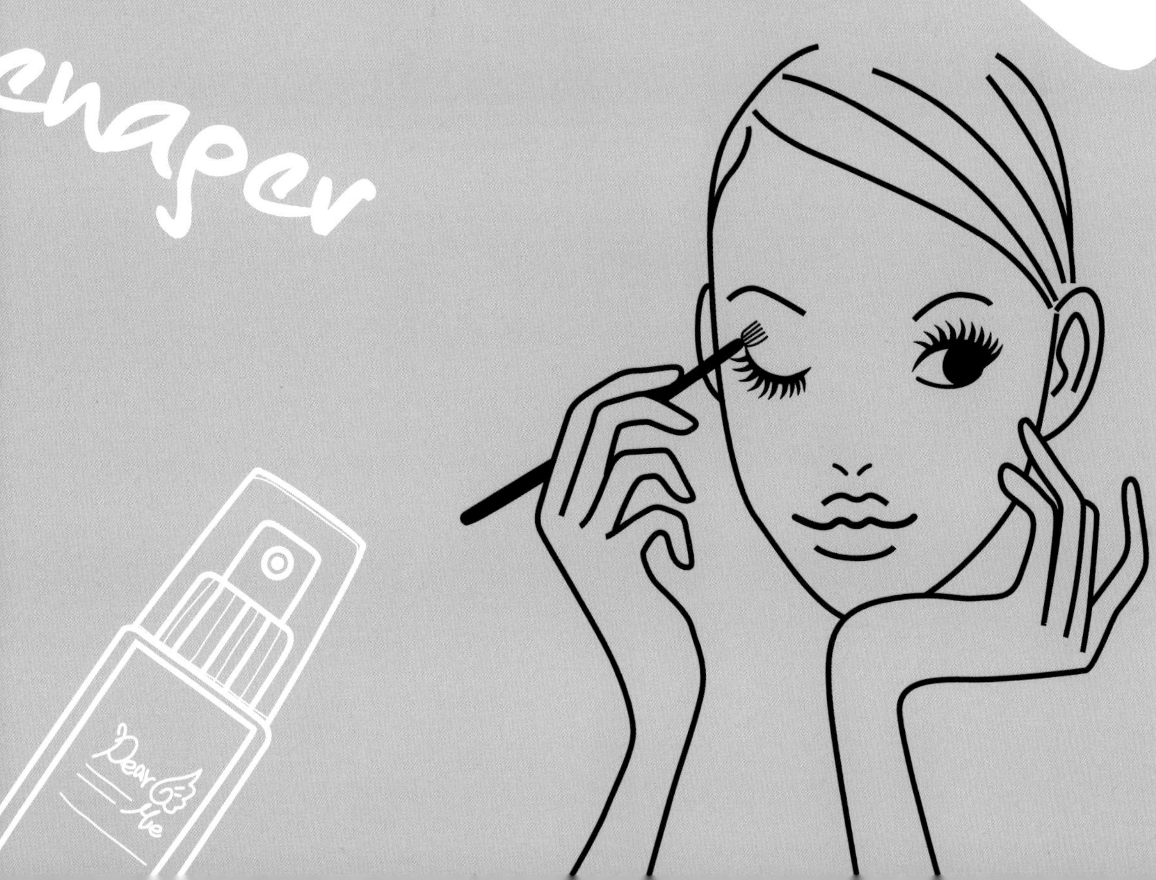

생얼로 학교를?

초스피드 등·하교 메이크업

● 등교 메이크업

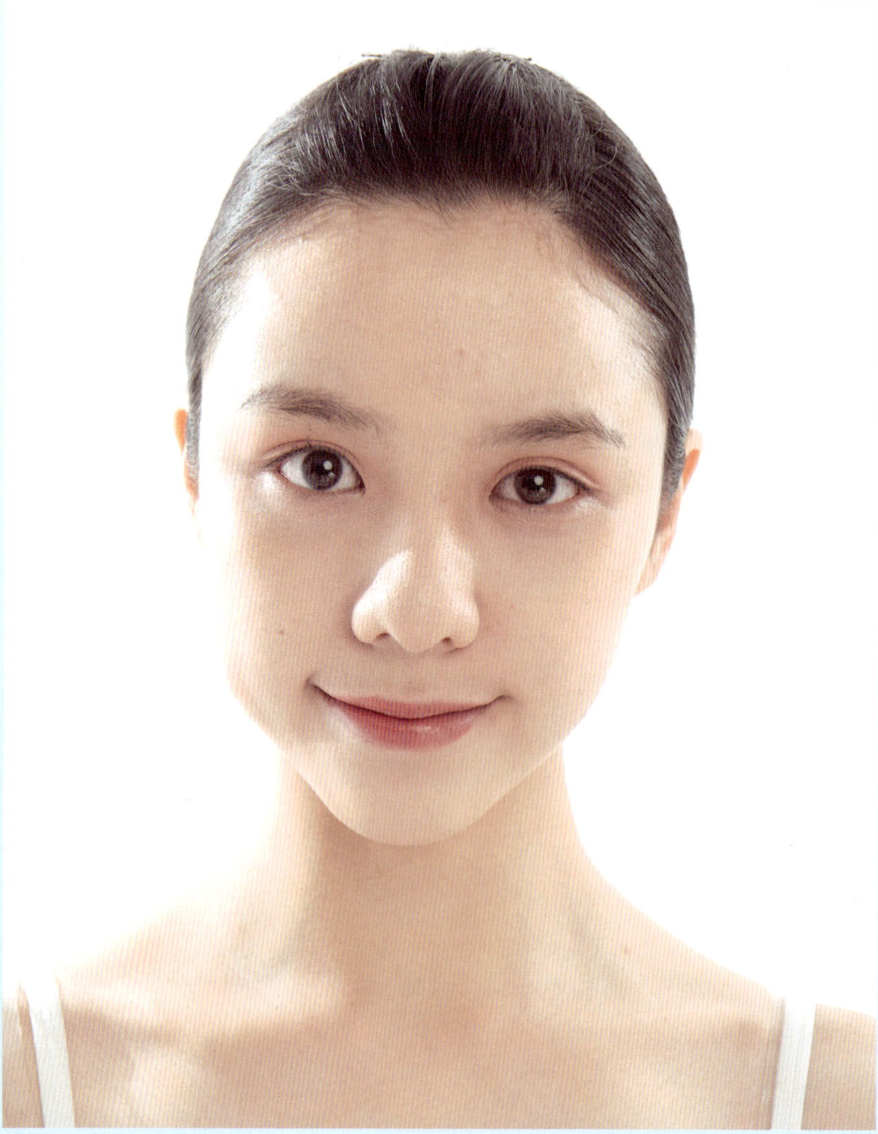

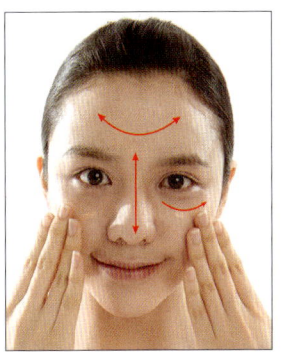

01 자외선 차단제를 바르고 집에서 막 나왔어요. 깨끗하고 밋밋한 등교 전의 내 모습!

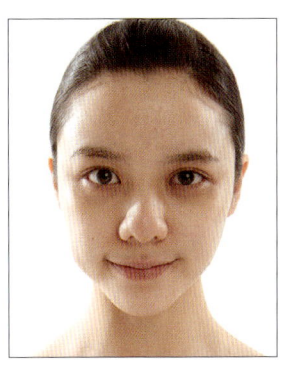

02 수분 크림으로 촉촉한 피부 베이스를 만들고 학교로 출발!

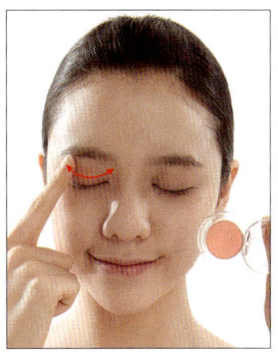

03 정문 통과를 위한 옅은 섀도 장착! 오늘은 내 손가락이 브러시!

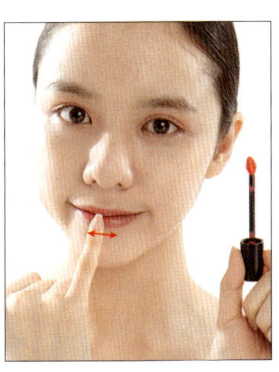

05 원래 내 입술이거든요. 바른 듯 안 바른 듯 손가락으로 쓱쓱!

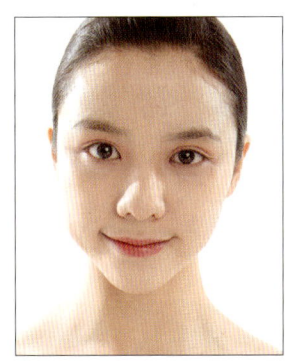

06 완성! 오늘도 생얼인 듯 생얼 아닌 생얼 같은 예쁜 내 얼굴!

■ 손가락은 가장 좋은 도구예요.

손으로 하는 메이크업은 특별히 다른 도구 없이 완벽한 밀착으로 윤기를 표현할 수 있어요. 손가락으로 피부 결에 따라 다양한 피부 커버용 제품들을 균일하고 꼼꼼하게 펴서 눌러줍니다. 브러시나 퍼프도 항상 청결하게 사용해야 하는 것처럼 메이크업 전 손은 항상 청결하게 깨끗이 씻고 시작합니다. 메이크업을 할 때 브러시나 퍼프를 사용하더라도 마지막에 손가락을 사용하면 힘 조절도 용이하고 간편해서 단계별 마무리를 잘할 수 있어요.

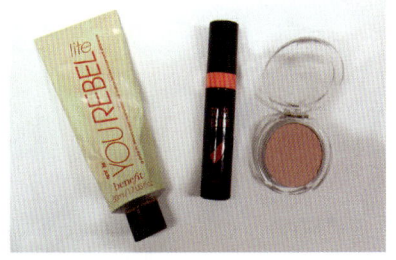

B 브랜드 컬러 로션, E 브랜드 룩 앳 마이 아이즈 까페 아이스 홍시 샤벳, A 브랜드 컬러 래스팅 틴트 누드 코트

오후 5시! 즐거운 하교 시간

학원도 가야하고 갈 곳도 많으니 좀 더 꾸며볼까요?

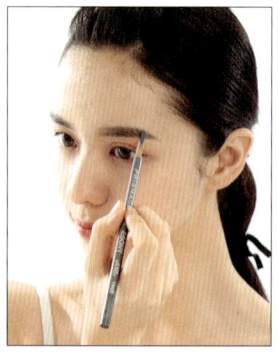

01 먼저 눈썹! 손 좀 볼까요? 빈 곳을 채워주듯 그려 줍니다.

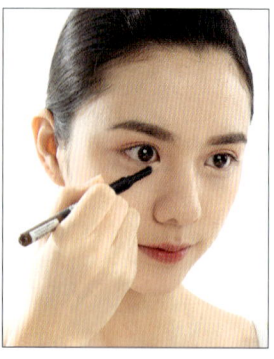

02 고급지게~ 반짝이는 애교살을 만들어 봅니다.

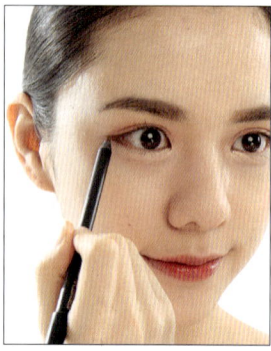

03 펜슬 아이라이너로 눈꼬리도 살짝 그려 줘요.

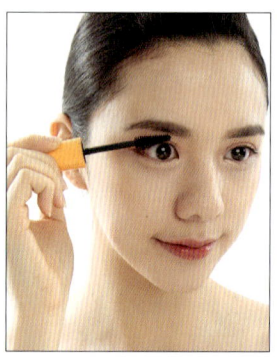

04 위 아래~♪ ♪♬ 위위 아래! 한 올 한 올 마스카라도 꼼꼼히!

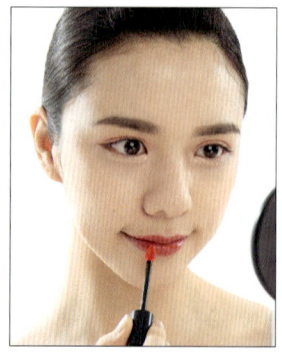

05 등교 때보단 조금 더 붉은 틴트로 입술을 물들여 보아요.

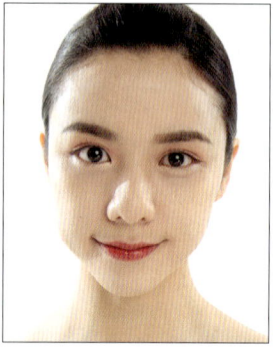

06 변신 완료! 쉿~ 엄마한텐 비밀이야! 학원으로 GO,GO!

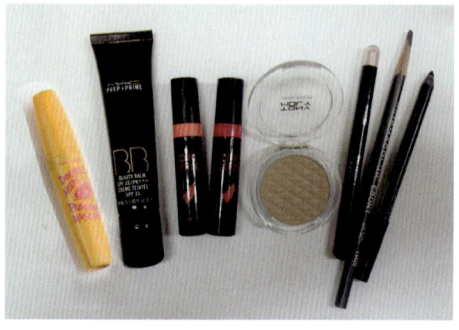

A 브랜드 애교살 볼류머 듀오 러브썸핑크, TM 브랜드 더블니즈 팡팡 마스카라, A 브랜드 컬러 래스팅 틴트 고담 레드, M브랜드 프렙+프라임 BB 뷰티밤 SPF 35 PA+++, E브랜드 펜슬, 아이라인 펜슬

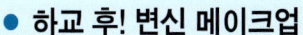 하교 후! 변신 메이크업

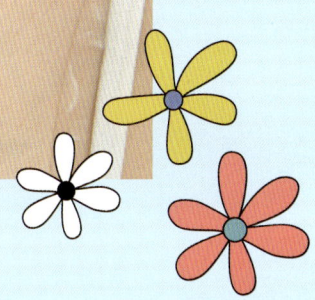 하교했으니
좀 더 신경쓸래요~

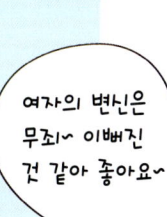 여자의 변신은
무죄~ 이뻐진
것 같아 좋아요~

It girl style

■ **자연스러운 애교살 만들기**

① 투명감이 느껴지는 화이트 핑크 섀도를 눈두덩 전체에 얇고 고르게 펴 바릅니다.

② 애교살을 표현하는 펜슬로 웃을 때 볼록 올라오는 눈 밑 언더라인에 은은한 펄이 들어
  간 화이트 베이지 컬러를 바르고 눈 앞머리에서 눈 중앙으로 그러데이션합니다.

③ 부드러운 질감의 펜슬 타입 섀도를 이용해 언더라인 중앙에 하이라이트를 넣고 자연스
  럽게 블렌딩합니다. 하이라이트는 펄이 있는 화이트, 여린 핑크, 베이지 컬러를 선택합
  니다.

■ **실패 없이 아이라인 그리기**

① 점막에 최대한 붙여 속눈썹 사이사이를 꼼꼼하게 채워야 깔끔한 라인이 완성.

② 아이라인이 잘 번지지 않는 눈은 펜슬 타입의 아이라이너를 사용하고 눈가가 건조하거
  나 라인 그리기에 서툴다면 젤 타입의 아이라이너를 사용합니다. 붓펜이 사용하기에 간
  편해요. 또렷한 눈매는 리퀴드 타입의 아이라이너를 사용하는데 너무 강한 이미지를 주
  니 조심하세요.

③ 쌍꺼풀이 없는 눈은 라인을 그려도 눈을 뜨면 안 보여요. 그럴 때는 눈을 뜬 상태로 라
  인이 보이는 위치에 점을 찍고 다시 눈을 감고 체크해둔 부분까지 채워 라인을 그려요.

④ 눈꼬리가 올라간 눈의 경우 거울을 정면에서 바라보고 눈꼬리를 살짝 내려주고 눈 기울
  기가 서로 다른 눈은 정면에서 기울기를 맞추어 그려 줍니다.

청순한 오렌지 메이크업

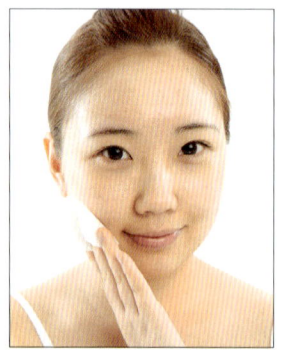

01 기초 세안, 스킨 케어를 마친 깨끗한 얼굴 준비

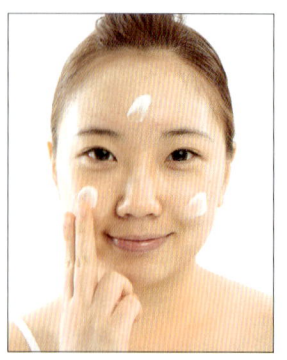

02 베이스 바르고 프라이 머도 사용합니다.

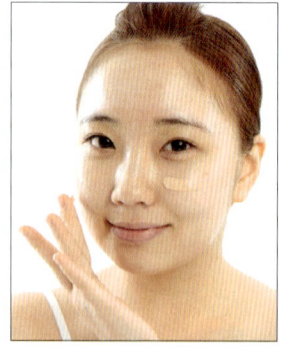

03 파운데이션 바르기

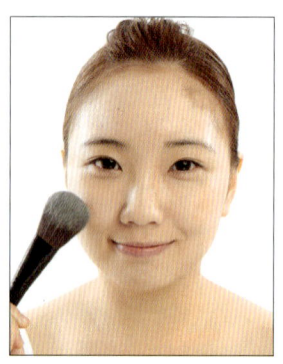

04 유분기 잡는 파우더 하기

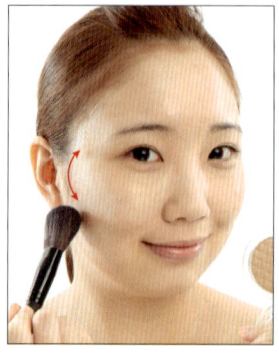

05 섀딩은 자연스럽게 한 듯 안 한 듯 모르게~

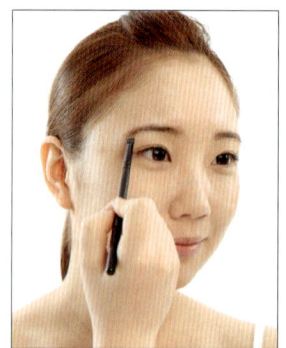

06 눈썹 그리기

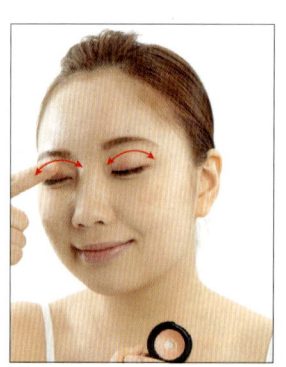

07 눈두덩이에 손가락으로 크림 섀도를 발라요.

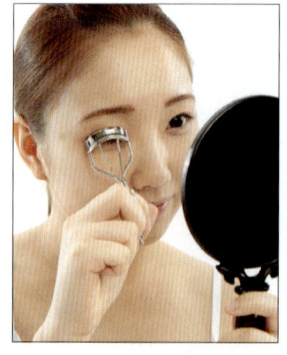

08 아이래시 컬러로 속눈 썹 올리기! 시선은 아래 로 앉아 있을 때 자신의 무릎을 보는 게 좋아요.

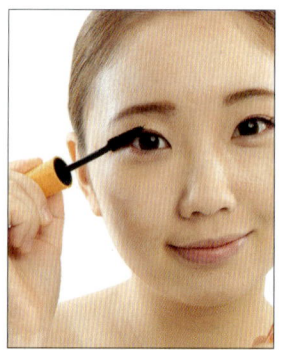

09 마스카라로 또렷한 눈매로!

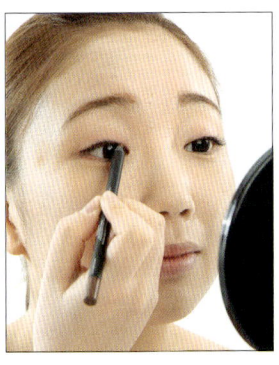

10　아이라이너 그리기.

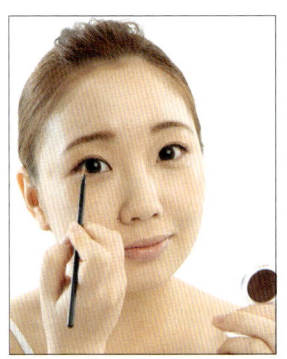

11　브라운 색상으로 부드 럽게 음영을 주어요.

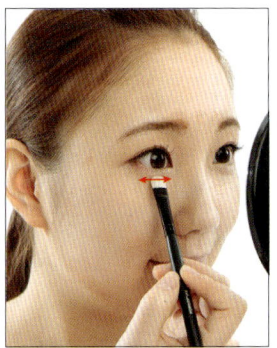

12　눈 밑 애교살도 도톰하 게!

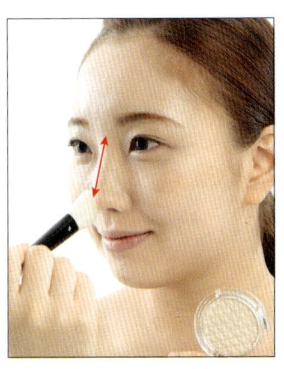

13　하이라이팅으로 입체감 을 주어요.

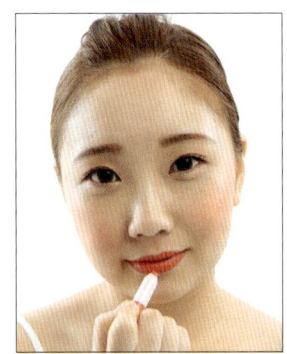

14　립과 치크 바르기.

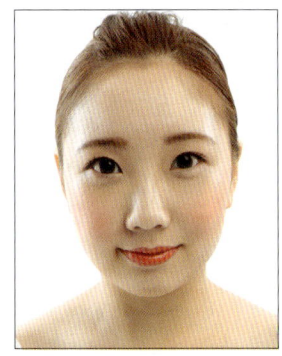

15　귀염둥이 오렌지 메이 크업 완성

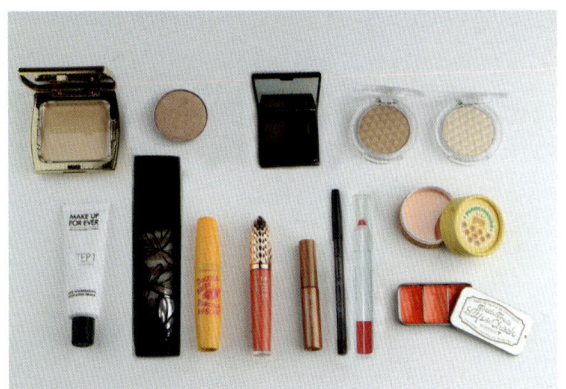

M 브랜드 매직 쿠션 모이스처 21호, 아이라이너 펜슬 (브라운), TS 브랜드 4D 마스카라, 립 글로스, TF 브랜드트리플 아이즈 4호 모카 뉘앙스, 러블리 믹스 파스텔 쿠션 블러셔 05 피치쿠션, L 브랜드 틴트 립, SF브랜드 세 가지 맛 립앤치크 3호 방울토마토, TM 브랜드 크리스탈 블러셔 7호 브론징 브라운, 8호 골드 글래머, ME 브랜드 스킨 결 이퀄라이저 프라이머, EH 브랜드 청순 거짓 아이브로우 마스카라,

■ 동그랗고 귀여운 눈매 만들기

동그랗고 귀여운 눈매를 표현하고 싶거나 눈동자가 작아 고민이라면 아이라인과 마스카라를 눈의 중앙에 집중해요. 속눈썹의 중앙 부위가 풍성해야 눈매가 더 동그랗고 귀엽게 보여요. 아이라인은 동공 위아래 부분을 조금 더 두껍게 그리고 점막을 꼼꼼하게 채우면 눈동자도 커 보이고 동그란 눈을 표현할 수 있습니다.

■ 자연스럽게 아이라인 그리는 방법

두꺼운 라인을 그릴 때 3~4군데 점을 찍어 가이드라인을 잡아 두면 초보자도 깔끔하고 자연스러운 라인을 그릴 수 있어요.

발림성이 좋은 펜슬라이너로 먼저 라인을 그린 후 젤 또는 리퀴드 라이너로 얇게 덧발라 그리면 선명한 아이라인을 실수 없이 그릴 수 있어요.

블랙 컬러만 사용하는 것보다 브라운 컬러로 그러데이션하면 좀 더 자연스럽고 아이라이너 위에 짙은 컬러의 섀도를 칠하면 인위적인 라인이 부드럽고 자연스럽게 보여요.

■ 틴트를 이용한 치크 메이크업 시 주의사항

틴트를 치크에 바르기 전 피부에 충분히 수분을 공급해야 합니다. 건조한 피부에 틴트를 바르면 빠르게 스며드는 특징 때문에 틴트를 얼굴에 올린 직후, 틴트가 군데군데 물들어 얼룩지게 됩니다. 수분 에센스를 화장솜에 묻혀 깨끗이 닦아내고 다시 발라야 해요.

틴트를 파운데이션과 함께 섞어 사용하면 부드럽게 표현되고 한 번에 바르는 것보다 2~3번에 걸쳐 조금씩 바르면 자연스러워요.

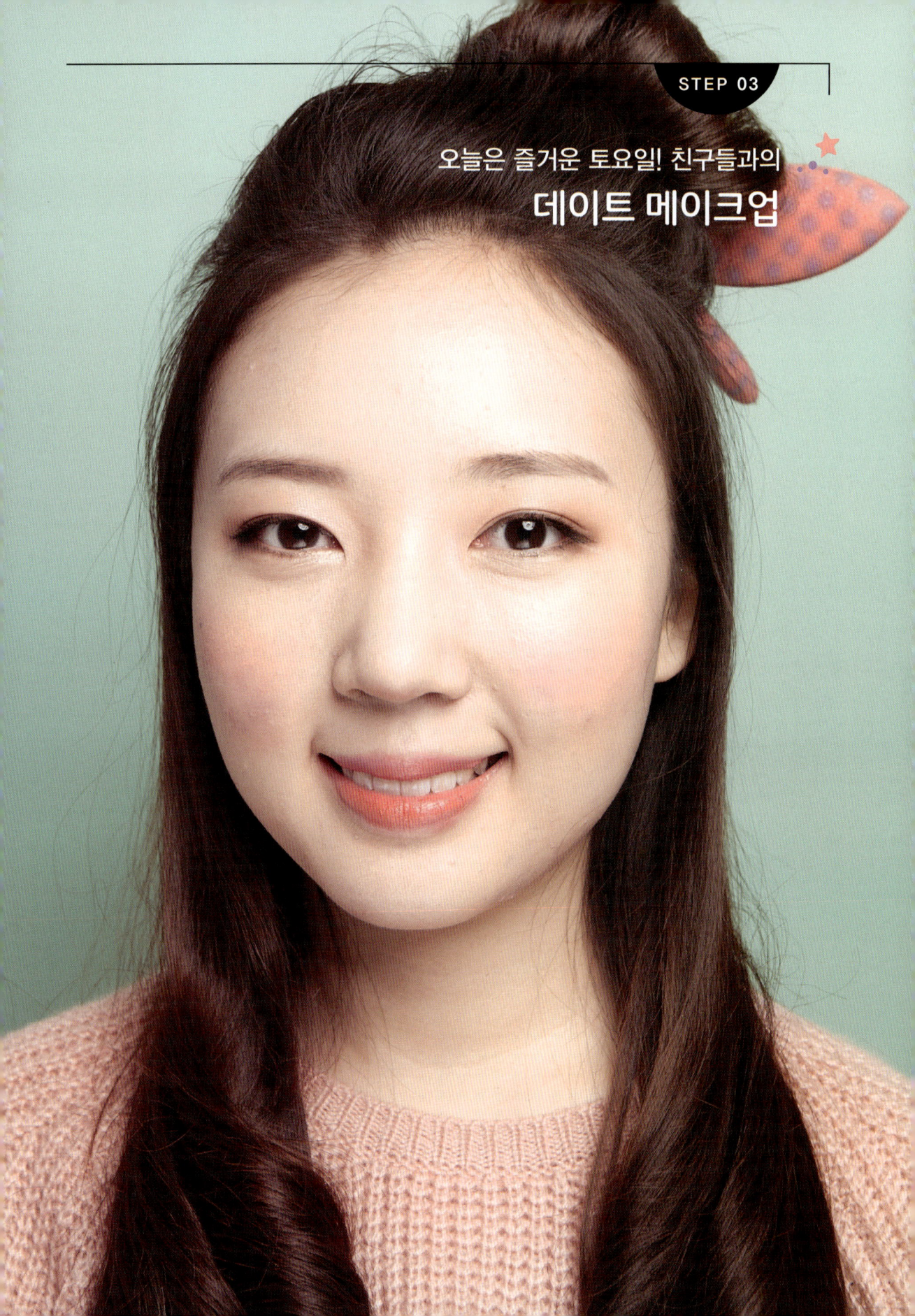

오늘은 즐거운 토요일! 친구들과의
데이트 메이크업

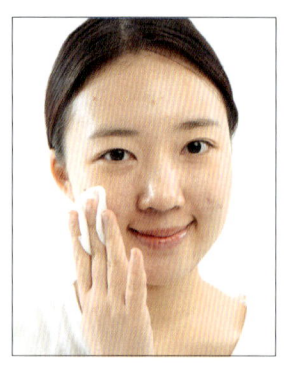

01 기초 세안, 스킨 케어를
마친 깨끗한 얼굴 준비

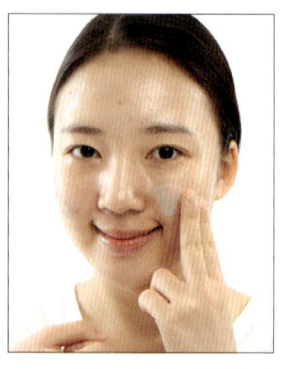

02 붉은 여드름 피부를 가
리기 위해 그린 색상 계
열에 수분 베이스를 발라요.

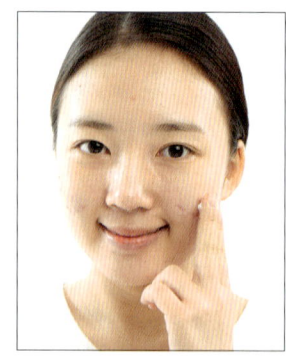

03 자외선에 민감하다면
자외선 차단제도 잊지
마세요!

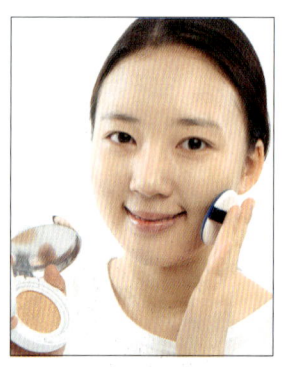

04 자외선 차단 기능이 있
는 에어쿠션 파운데이
션 바르기.

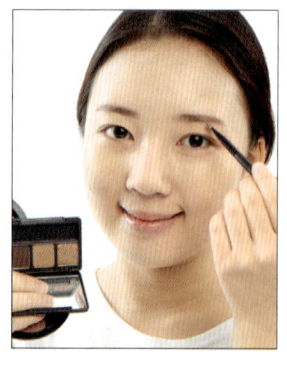

05 눈썹 그리기.

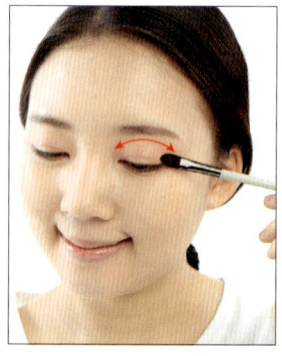

06 눈두덩이에 섀도를 발라주
어요.

Beauty TIP

■ 홍조

치크는 화사하고 생기 있는 피부를 연출하지만 홍조는 붉고 얼룩덜룩한 피부에 열기로
거칠어 보인답니다. 광대뼈 양쪽에 홍조를 잡기 위해선 그린과 퍼플 베이스로 파운데이
션 전 단계에서 피부톤을 보정해 주어요. 커버력이 있는 리퀴드 컨실러를 베이스 단계에
서 발라 피부 메이크업 전에 커버해 주는 방법도 있어요.

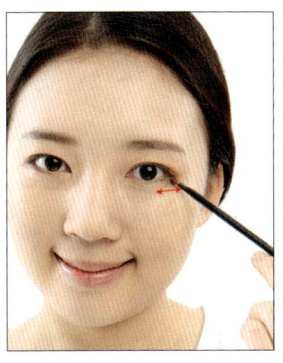

07 눈꼬리와 아래 라인 바깥쪽은 부드럽게 브라운 컬러로 섀딩해요 눈이 커 보여요.

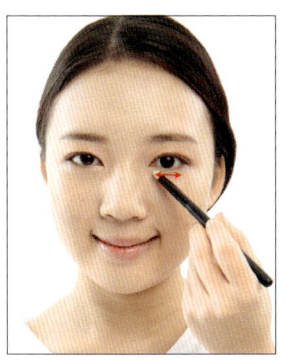

08 눈 앞쪽은 베이지색으로 밝게 하이라이트

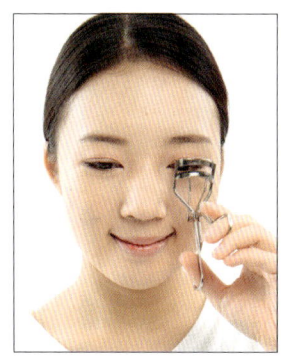

09 뷰러로 속눈썹을 올려줍니다.

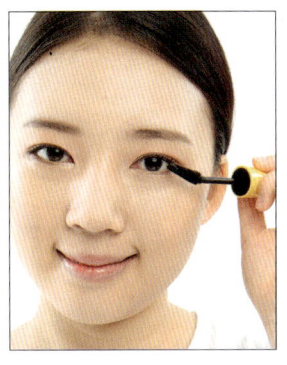

10 마스카라로 살짝 중심 쪽을 강조하면 동그란 눈을 만들 수 있어요.

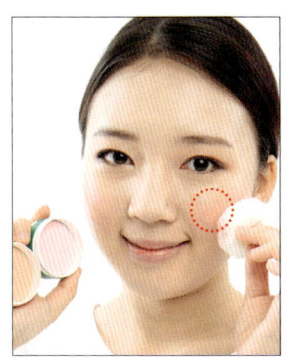

11 나에게 어울리는 색상으로 블러셔 하기.

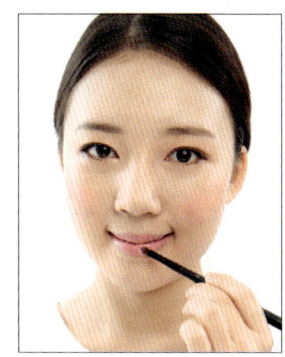

12 립 바르기.

Beauty TIP

■ 맑고 초롱초롱한 눈망울을 연출하기

전체적으로 화사한 메이크업을 연출할 때 맑고 초롱초롱한 눈동자를 연출해야 합니다.
눈 앞머리와 애교살 앞쪽을 밝혀주면 생기 있고 맑은 눈망울을 연출할 수 있습니다.

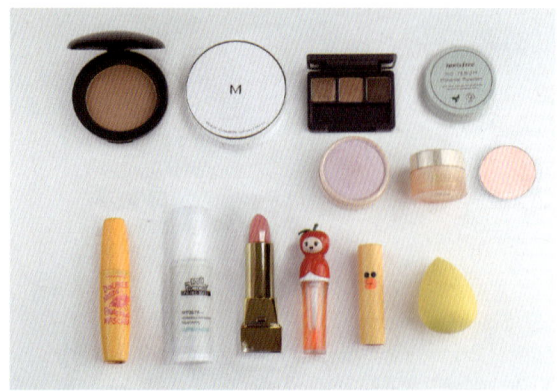

M 브랜드 프렙+프라임 BB 뷰티밤 SPF 35 PA+++,
V 브랜드 메이크업 베이스 그린, MH 브랜드 섀딩,
IF 브랜드 노세럼 파우더, 아이브로우 섀도 제품
확인, SF 브랜드 슈가 쿠키 블러셔 3호 베베 라벤더,
E브랜드 하우스 디어 달링 틴트, M 브랜드 립
각질제거제, M 브랜드 글로시 립루즈,
M 브랜드 컬러링 틴트 밤

■ 청순한 눈매를 만드는 아이 메이크업 컬러

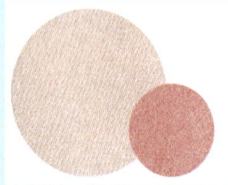

핑크 베이지 베이스 + 코랄 핑크 포인트
동양 여성에게 가장 잘 어울리는 청순한
메이크업으로 학생들에게도 추천합니다.

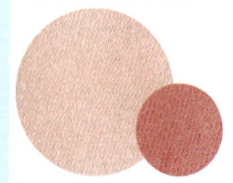

화이트 핑크 베이스 + 미세 펄 핑크 포인트
청순함과 반짝이는 화사함을 선사해 줍니다.

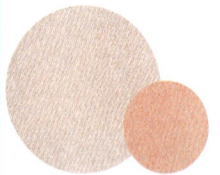

화이트 피치 베이스+피치 포인트
동안 메이크업에 사용하는 컬러로
귀여운 여성 이미지예요.

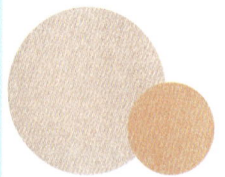

화이트 베이지 베이스+피치 오렌지 포인트
청순하면서도 생기 넘치는 이미지를
연출할 수 있어요.

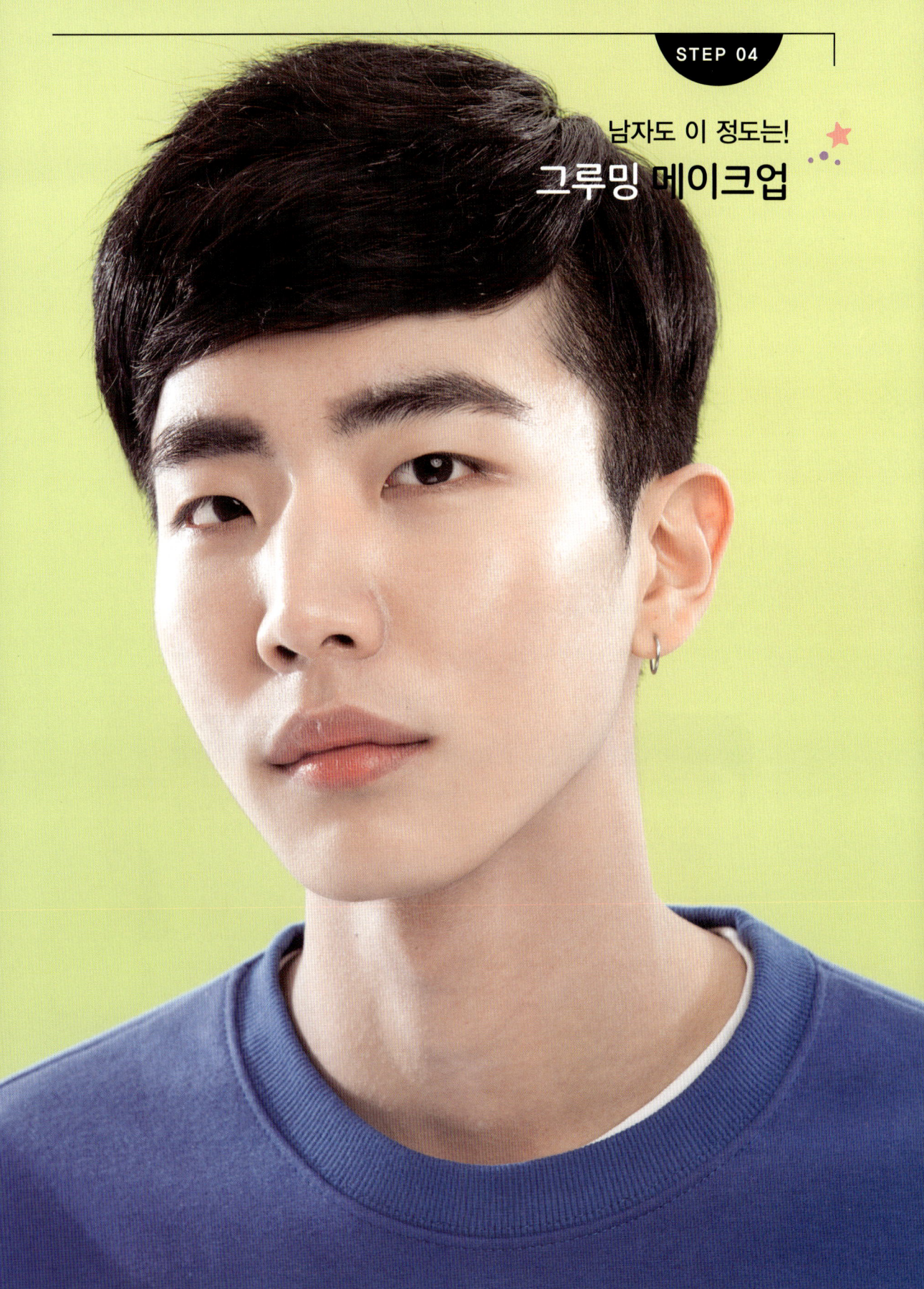

남자도 이 정도는!
그루밍 메이크업

피지는 잡아 주고 메이크업은 안 한 듯!

지성 피부의 경우 유·수분을 조절해 주는 기능성 제품을 발라 피부의 수분은 지키면서 유분은 조절해 줍니다.

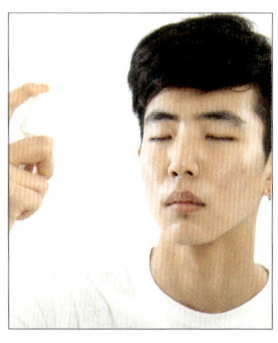

01 베이스 메이크업 전 미스트를 뿌려 촉촉한 피부를 만들고 베이스 메이크업은 자외선 차단 기능의 제품을 사용하면 따로 자외선 차단제를 사용하지 않아도 돼요.

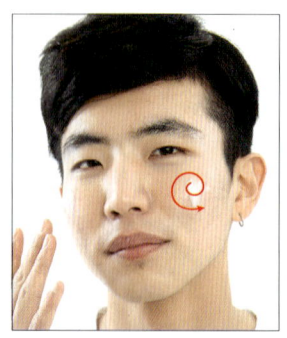

02 피지 분비를 막아 주는 모공 프라이머를 유분이 넘쳐나는 T존과 볼, 콧방울에만 소량을 덜어 손가락으로 굴리듯이 펴 발라 모공을 채워 줍니다.

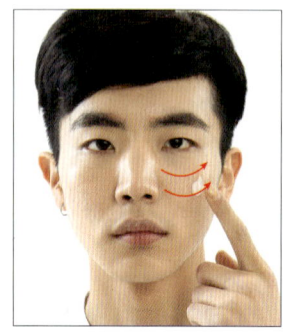

03 자외선에 민감하다면 자외선 차단제도 따로 발라 줍니다.

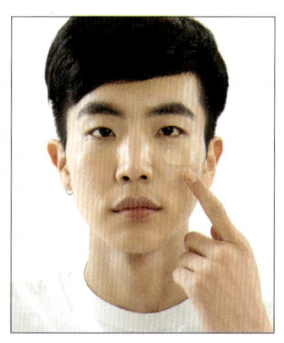

04 로션 타입의 비비로 자연스럽게 피부 결과 톤을 정리합니다. 너무 묽어 흘러내리니 주의하세요. 주의할 점은 얼굴과 목의 색이 달라 보이면 안 돼요. 여분의 비비 크림으로 이마, 턱, 페이스라인에 펴 바르며 볼 부위와 자연스럽게 톤을 맞추어 주고 마지막으로 눈, 코, 입가를 다시 정돈합니다.

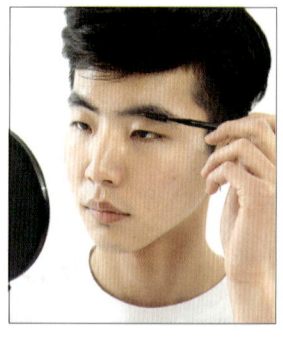

05 이미 정돈된 눈썹이면 빗겨주기만 하면 됩니다.

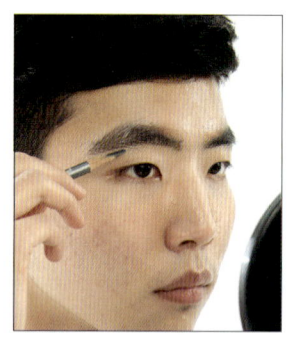

06 눈썹 중 빈 부분은 애보니 펜슬로 매워 완성합니다.

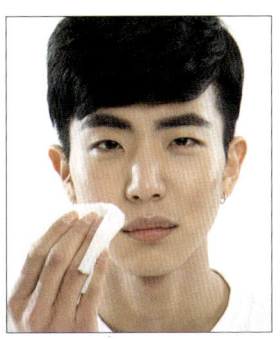

07 1차로 피부 화장을 한 후 너무 유분이 많으면 미용용 티슈나 기름종이로 유분이나 먼지 등을 눌러서 닦아 냅니다.

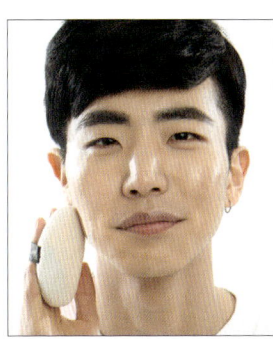

08 분첩에 투명 파우더를 묻혀 손등에서 가볍게 털어내 양을 조절합니다. 유분이 많은 T존, 볼, 콧방울 부위를 가볍게 두드려 비비 크림의 밀착력을 높여 줍니다.

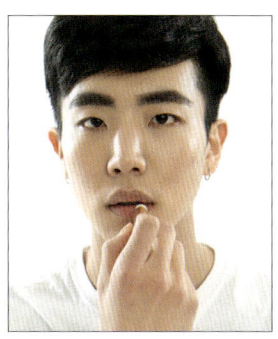

09 입술이 트지 않게 색이 없는 립밤을 발라 줍니다. 남학생은 색이 있는 걸 바르면 입술색이 진해 보여요.

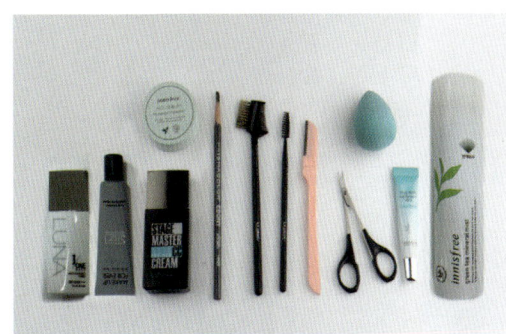

L브랜드 원베이스, ME브랜드 STEP 1 Base de Teint, L브랜드 CC크림, 에보니펜슬, 아이브로 브러시와 콤, 스크루 브러시, 눈썹칼, 눈썹가위, 스펀지, M브랜드 Deep Moist Lip Essense, IF브랜드 그린티 미네랄 미스트

Beauty TIP

■ 남학생 민낯 그루밍 팁

① 기초 제품을 꼼꼼히 바른 후, 메이크업 전에 다시 한 번 수분 에센스를 발라 촉촉한 피부를 만들어 줍니다. 철저한 수분 공급은 메이크업이 들뜨는 것을 예방할 수 있어요.

② 자연스러운 메이크업을 위해 비비 크림과 크림 타입의 자외선 차단제를 2 : 1 비율로 믹스합니다. 믹스한 비비 크림은 밀착력과 지속력은 떨어지지만 백탁 현상도 없어지고 자연스러운 커버가 가능합니다.

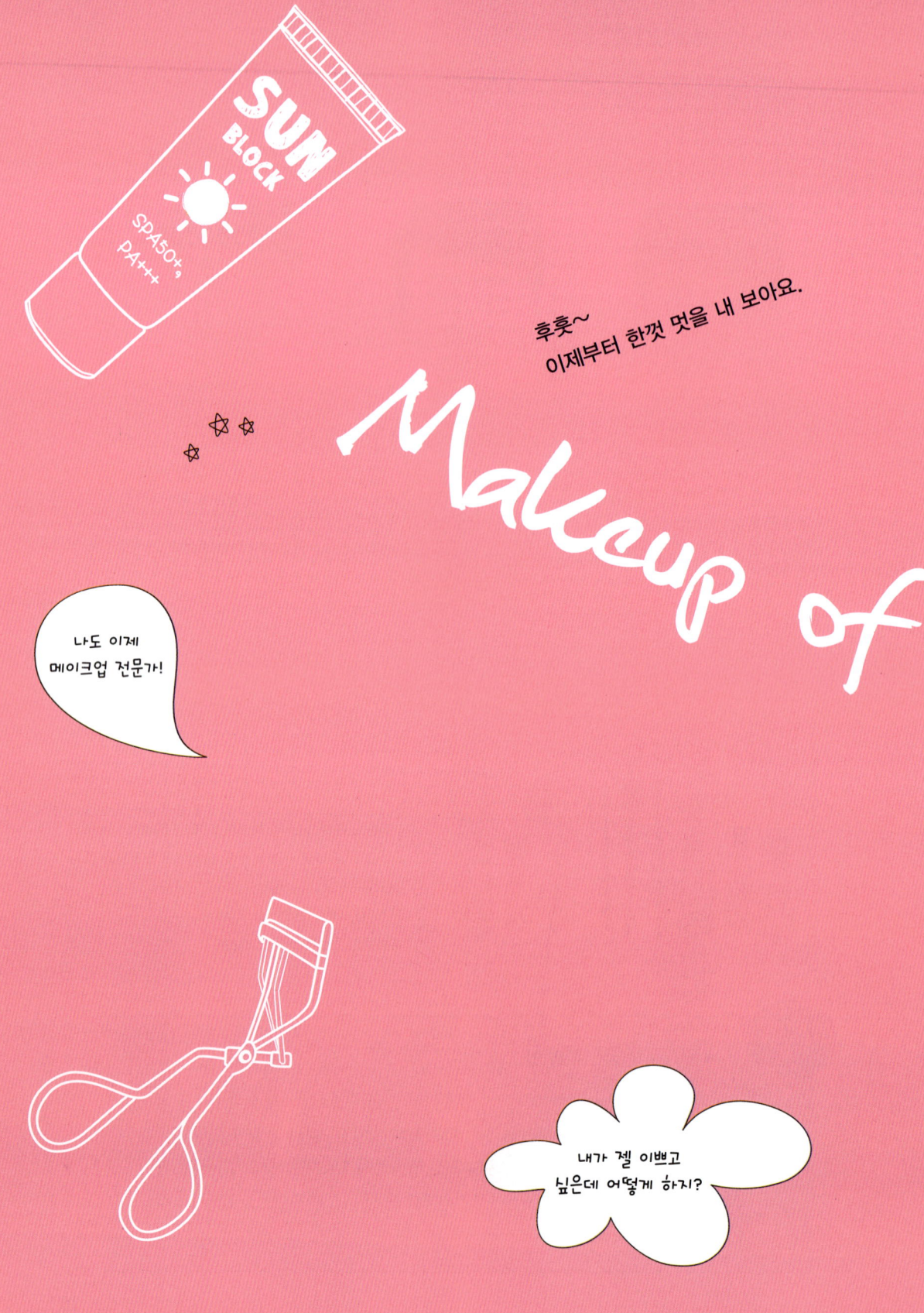

Lesson 6.
나도 스타가 되고 싶어요!

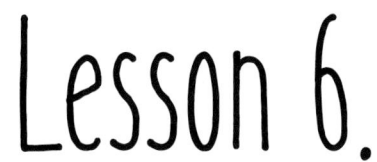

너무 강해 보일까 걱정도 되지만
나도 이런 메이크업을 해보고 싶어요~

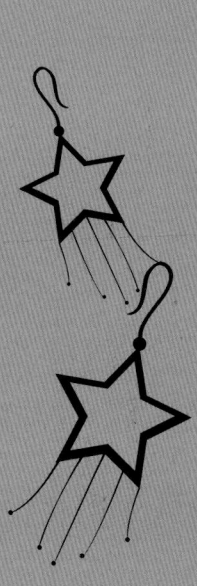

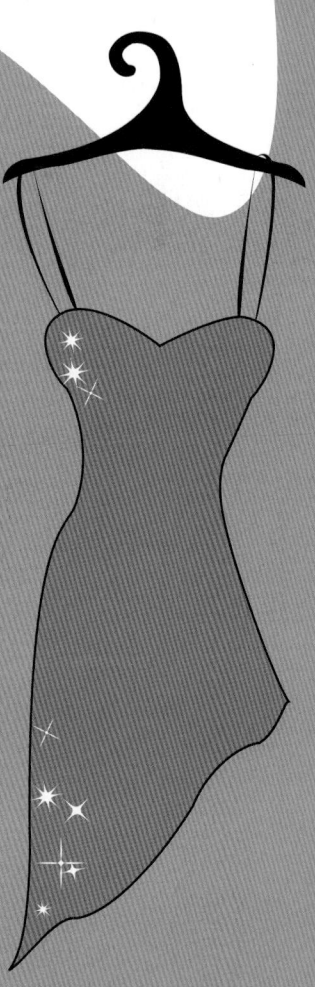

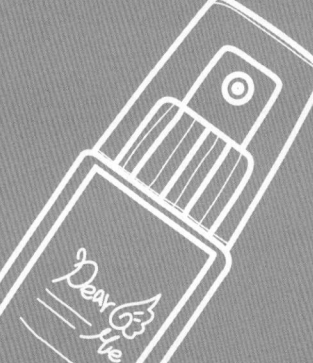

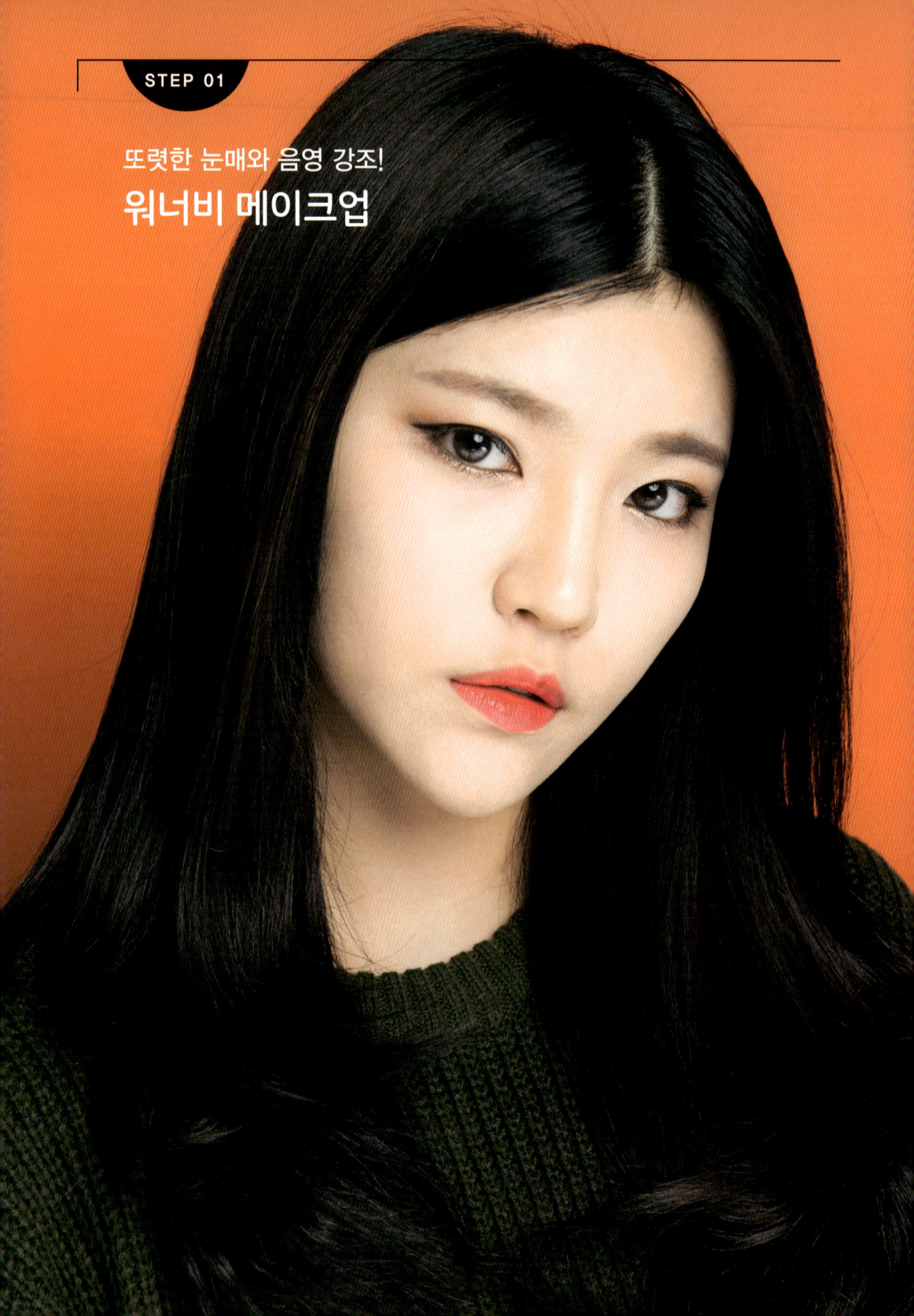

또렷한 눈매와 음영 강조!
워너비 메이크업

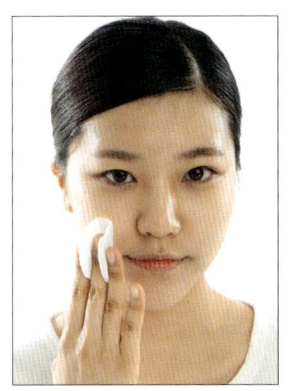

01 세안 후 스킨으로 피부 결을 정돈해 주어요.

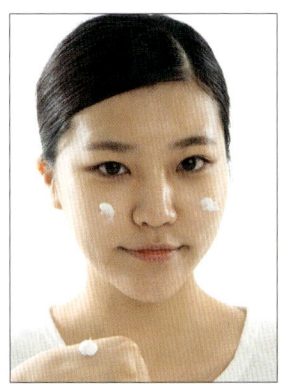

02 스킨, 로션, 수분 크림을 꼼꼼히 발라줘요! 너무 많이 바르면 메이크업이 밀린 다는 사실! 잊지 말아요.

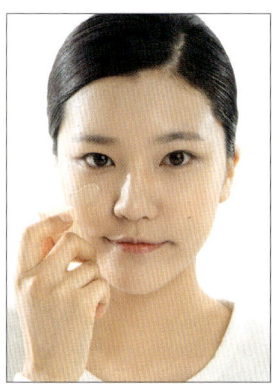

03 베이스 메이크업 후 내 얼굴에 알맞은 BB크림 이나 CC크림을 발라요! 완벽한 피부 표현을 위해 라텍스 스펀 지를 사용합니다.

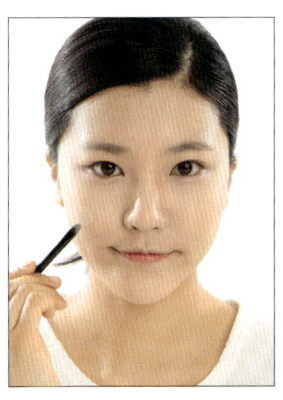

04 잡티는 컨실러와 브러 시를 이용하여 꼼꼼하 게 커버해 줘요.

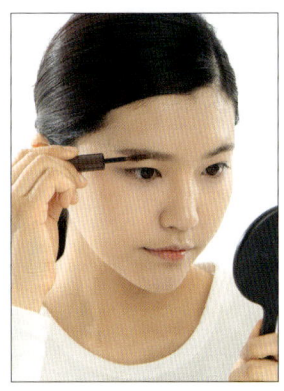

05 예쁜 내 눈썹은 아이브 로 마스카라로 톤 정리 를 해줍니다. 눈썹 결대로 빗어 주듯이 발라줍니다.

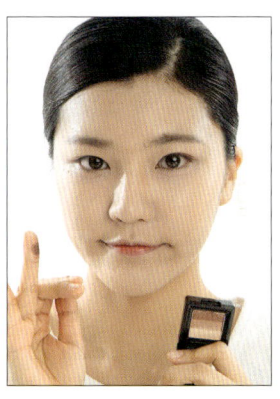

06 부모님이 물려주신 천 연 브러시, 손가락을 사 용! 옅은 색, 중간 색, 진한 색이 함께 들어 있는 은은한 펄감의 아이섀도를 발라 자연스럽게 그러데이션 되도록 해요.

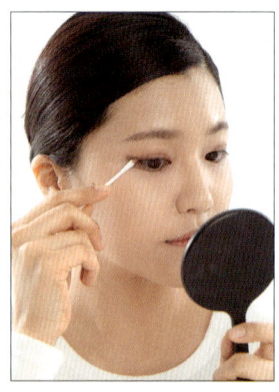

07 더 진하게 표현하고 싶다면, 면봉을 이용해 보아요.

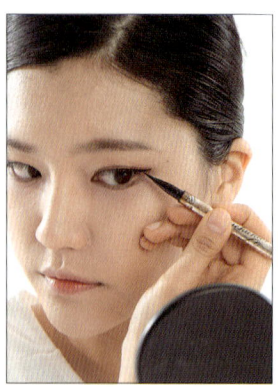

08 붓펜 타입의 아이라이너로 라인을 그려 주어요.

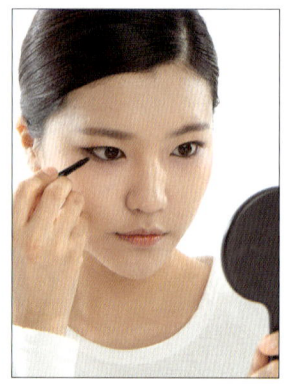

09 젤 아이라이너나 펜슬 아이라이너로 점막도 채워줍니다. 엣지 충전 완료!

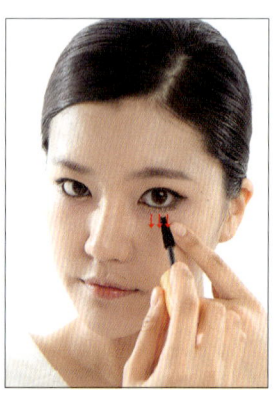

10 마스카라도 위 아래로. 꼼꼼히 발라 눈매를 강조합니다. 아랫부분은 세로로 한 올 한 올 칠해줍니다.

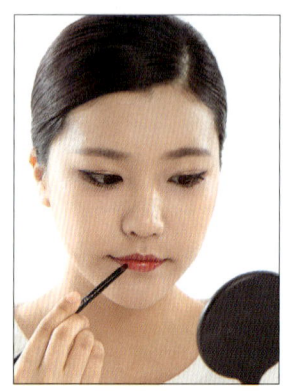

11 촉촉한 입술로 만든 후 완성!

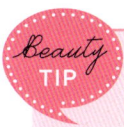

■ 스모키 아이 메이크업

① 누드 베이지 컬러의 섀도를 눈두덩에 얇게 펴 바르고 언더라인에도 살짝 발라줍니다.

② 브라운 컬러의 섀도를 눈두덩이와 뒷부분에 펴 바릅니다.

③ 블랙이나 브라운 젤 라이너를 사용해 눈을 떴을 때 또렷하게 보일 정도로 조금 두껍게 아이라인을 그립니다. 눈꼬리는 얇게 3~5mm 정도, 또는 5~7mm 정도 빼 그려줍니다.

④ 눈꼬리는 일직선으로 그리고 아이라인과 언더라인은 눈꼬리가 만나지 않게 그려야 눈매가 시원해 보여요. 딥 브라운 섀도로 아이라인과 언더라인을 자연스럽게 그러데이션합니다.

⑤ 마스카라로 풍성한 속눈썹을 연출하고 인조 속눈썹을 붙일 경우 눈 앞머리에서 2mm 떨어져서 붙이고 속눈썹과 인조 속눈썹이 자연스럽게 연결되도록 마스카라를 칠해 줍니다.

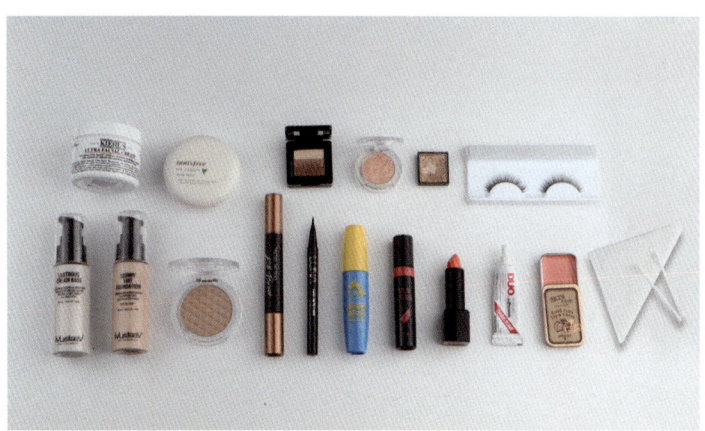

K 브랜드 울트라 페이셜 크림, IF 브랜드 노세범 블러 팩트, M 브랜드 트리플 섀도 [3호 모카 베이지]
IF 브랜드 미네랄 싱글 섀도 3 반짝이는 꽃잎, M 브랜드 모던 섀도_글리터 글램 하이힐
E 브랜드 속눈썹, MT 브랜드 베이스, MT 브랜드 파운데이션, C 브랜드 킬 아이브로우 타투,
TM 브랜드 마스카라, L 브랜드 아이라이너, L 브랜드 립스틱, A 브랜드 틴트, D 브랜드 속눈썹 풀,
SF 브랜드 생과일 립앤치크 아프리콧

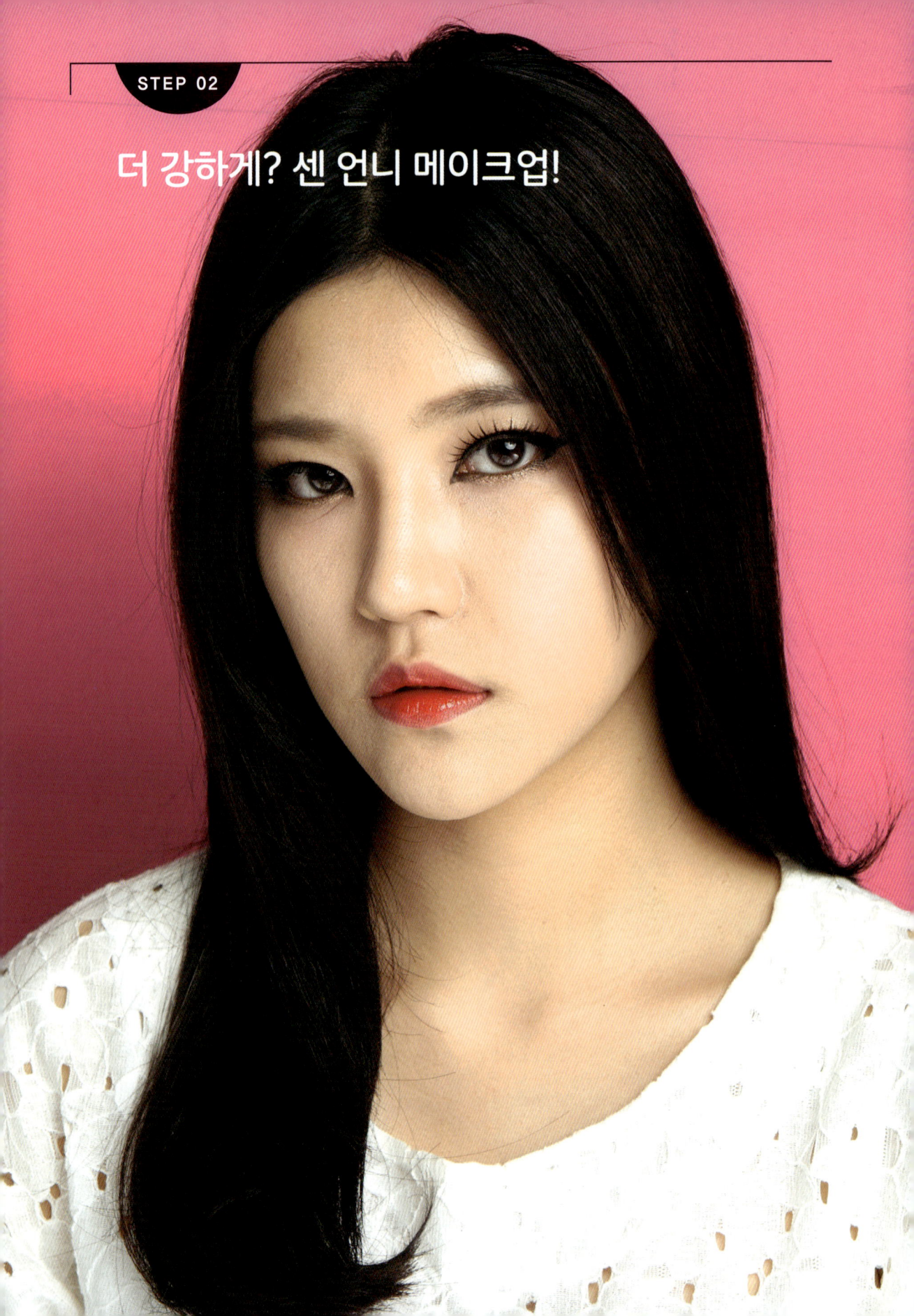

더 강하게? 센 언니 메이크업!

음영을 강조한 워너비 메이크업에 더 굵고 에지 있는 아이라인과 속눈썹을 더
하여 강한 이미지의 메이크업으로 변신해 봅니다.

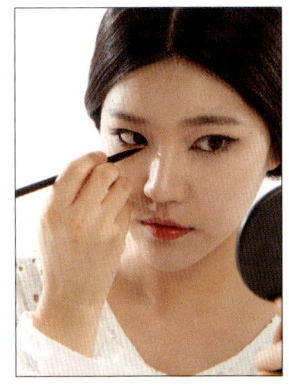

01 아이라인을 더 강하고
진하게 그려 보아요! 굵
고 높게! 그리고 눈 앞머리까지
도 그려요.

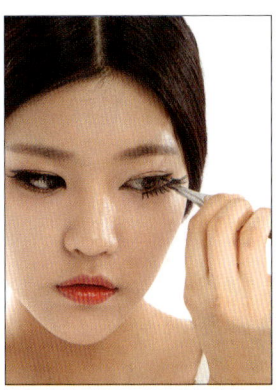

02 굵고 진한 속눈썹도 장착!

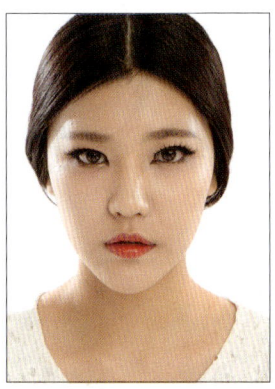

03 어떤가요? 내모습…

■ 길고 시원한 눈매를 표현하는 법

눈 간격이 좁으면 답답한 인상을 줄 수도 있는데, 아
이라인으로 앞 트임과 뒤 트임 메이크업을 동시에
하면 길고 시원스런 눈매를 만들 수 있어요.

① 눈 앞머리 안쪽으로 아이라인을 그리고 화이트
   펄로 앞부분에 하이라이트를 주면 시원하게 트
   인 눈이 돼요.
② 눈꼬리 부분의 아이라인을 5~8mm 정도로 길게
   그리면 길고 시원한 눈매가 돼요. 눈꼬리는 짙은
   컬러로 그리고, 눈꼬리와 언더라인은 위아래가
   2mm 정도 떨어지게 그려야 훨씬 더 긴 눈매를
   연출할 수 있습니다.

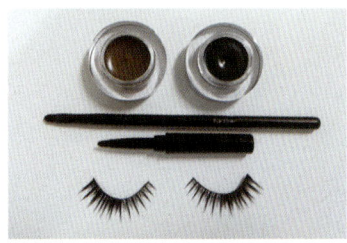

속눈썹, 젤 아이라이너, 펜슬 아이라이너

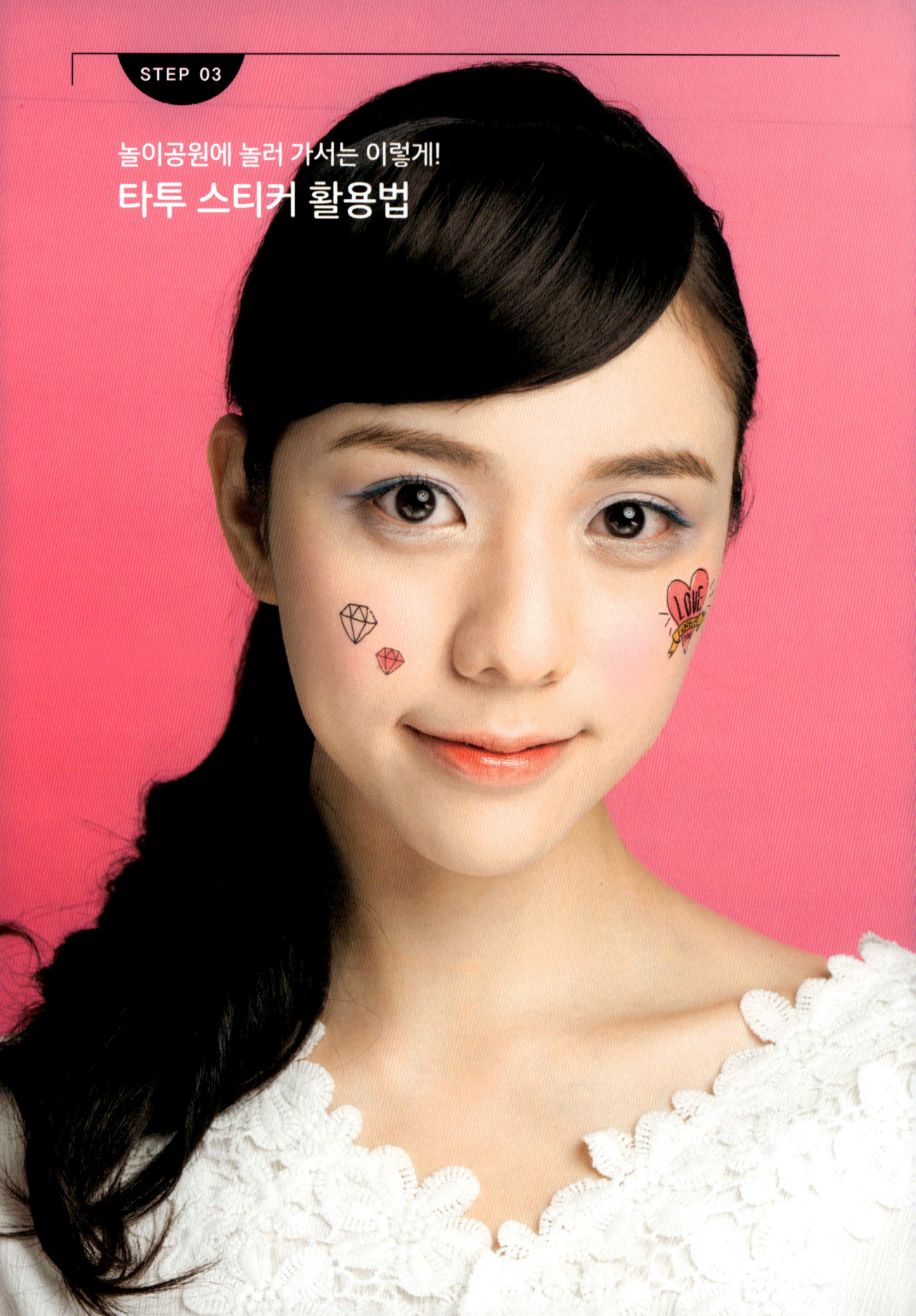

놀이공원에 놀러 가서는 이렇게!
타투 스티커 활용법

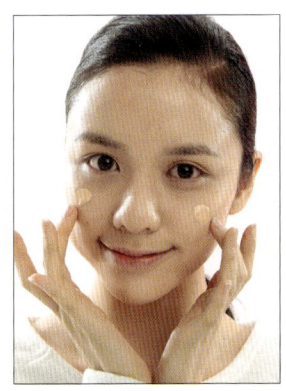

01   BB 바르기.

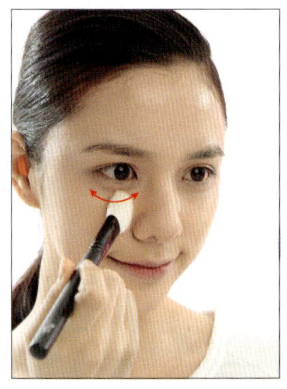

02   하이라이터 하기.

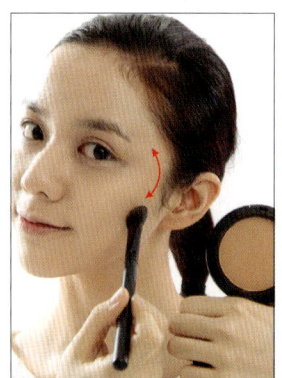

03   섀딩하기.

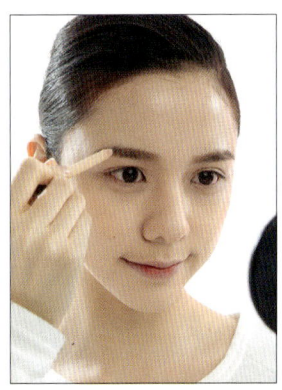

04   펜슬로 눈썹 그리기.

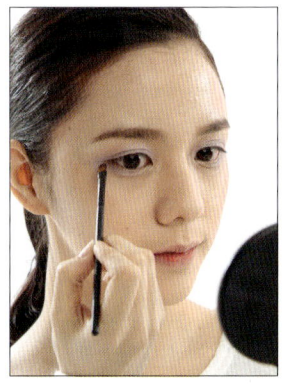

05   아이섀도와 블루 컬러
아이라인으로 포인트!

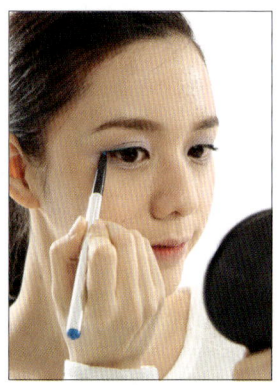

06   아이섀도와 블루 컬러
아이라인으로 포인트!

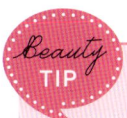

Beauty TIP

■ 컬러 아이라인 메이크업

① 청량감이 느껴지는 블루 컬러의 젤 펜슬 라이너를 이용해 속눈썹을 꼼꼼히 채우며 도톰하
게 아이라인을 그린다.

② 눈꼬리 부분은 뒤로 5mm 정도 날렵하게 빼서 그린다.

③ 부드러운 브러시에 투명 파우더를 묻혀 손등에서 가볍게 털어낸 후 컬러 아이라인을 따라
톡톡 두드려 지속력을 높인다.

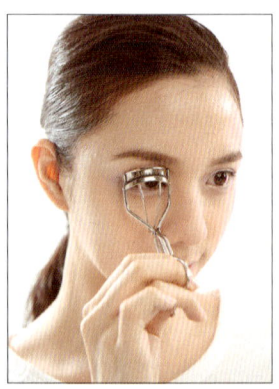

07 아이래시 컬러로 아찔한 속눈썹… 그리고 마스카라

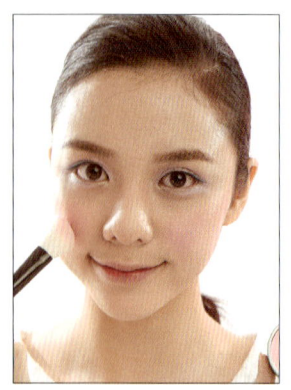

08 사랑스러운 핑크빛 블러셔 터치터치!

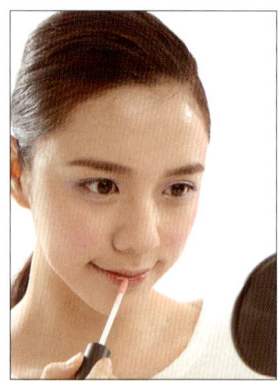

09 반짝이는 입술로 마무리!

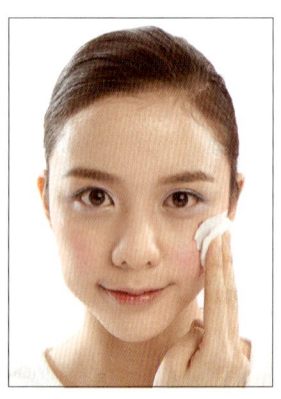

10 타투 스티커 장착! 물에 적신 화장솜으로 눌러 주어요.

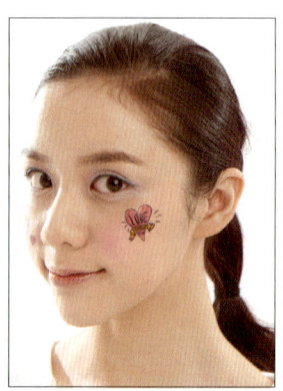

11 완성

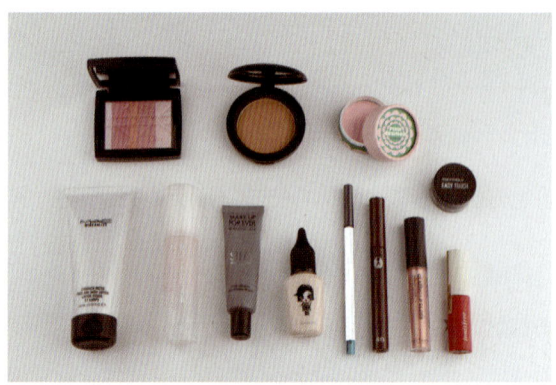

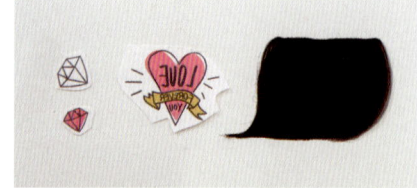

M브랜드 스트롭 크림, TF브랜드 블러셔, P브랜드 BB크림, MH브랜드 셰딩, TM브랜드 아이라이너, ME브랜드 STEP1 프라이머, D브랜드 블러셔, M브랜드 4D 마스카라, 판박이 스티커, 앞머리 가발

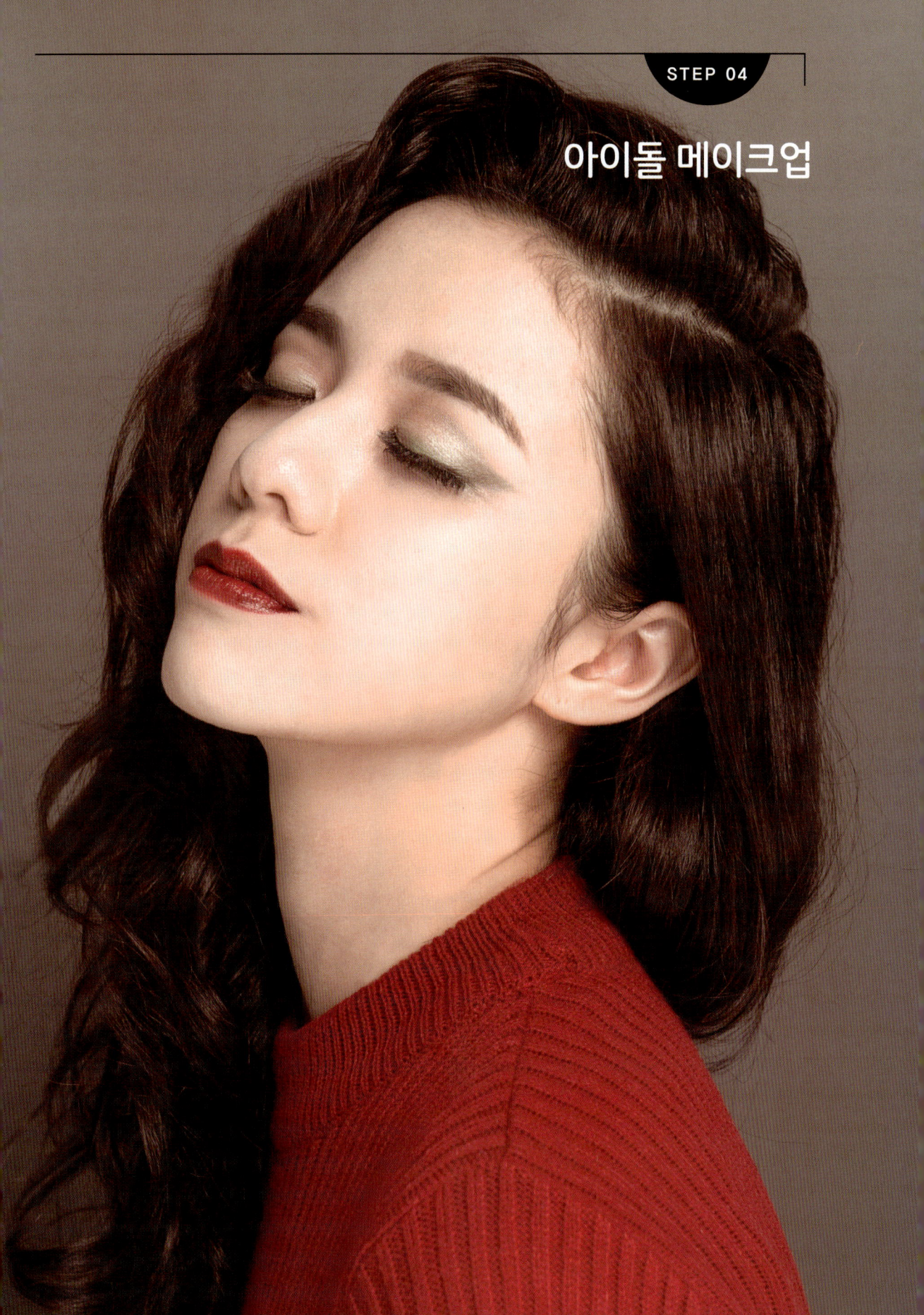

아이돌 메이크업

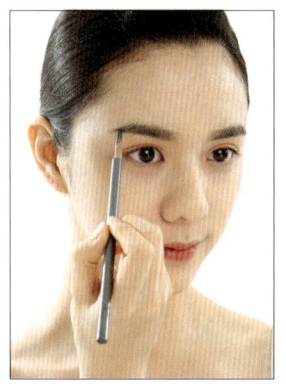

01 기초 세안, 스킨 케어를 마친 깨끗한 얼굴에 애보니로 눈썹도 그려 주고 입술에는 붉은 색상의 립밤을 바른다.

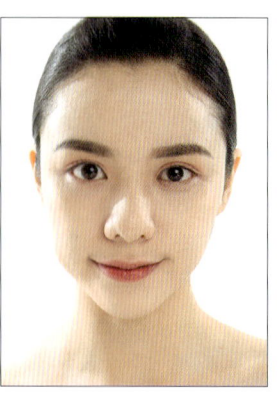

02 베이스와 파운데이션 바르는 것까지 끝냈습니다. 앞에서 많이 보았으니 여기부터 시작할게요.

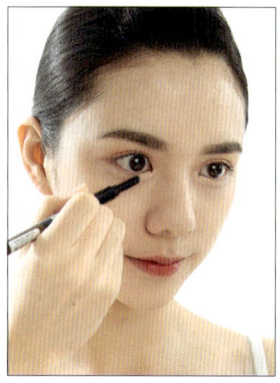

03 애교살은 우선 브라운 톤으로 아래 라인을 잡고 밝은 색으로 눈 앞부분을 강조합니다.

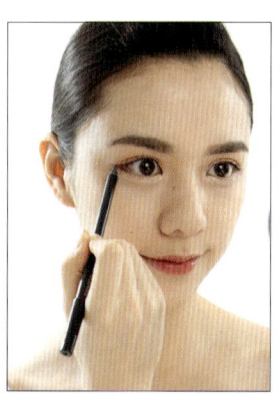

04 아이라인 펜슬로 속눈썹 사이사이 꼼꼼히 채워 주고 뒤로 5mm 정도 빼 주어 아래 라인과 이어 줍니다.

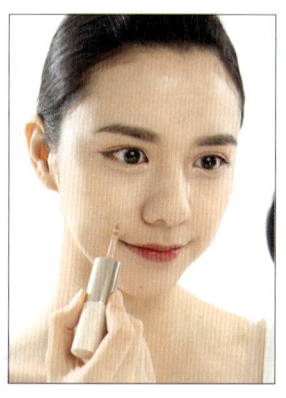

05 잡티는 컨실러로 지워 주어요. 컨실러 부위가 눈에 띄면 손가락으로 가볍게 두들겨 줍니다.

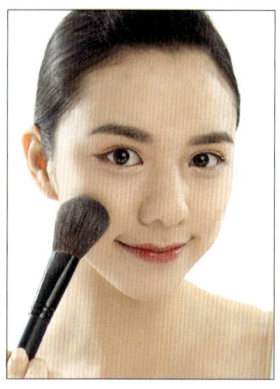

06 파우더로 고정 후 섀딩과 하이라이트

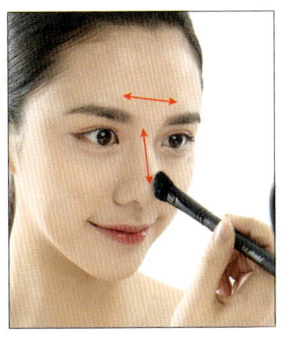

07 T존 하이라이트 해요.

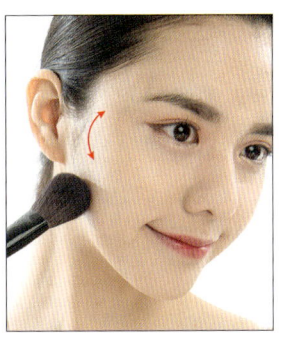

08 갸름한 얼굴형으로 만들어 줄 섀딩.

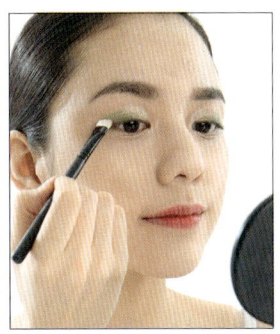

09 밝은 색상의 아이섀도로 눈두덩이 전체와 아래 라인을 칠해 밝아 보이게 합니다.

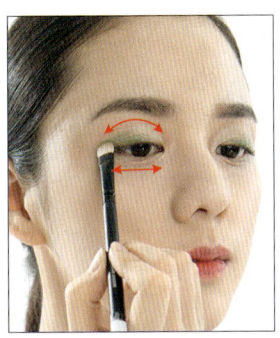

10 꼼꼼히 눈두덩이에 칠해요.

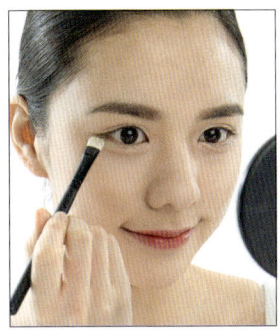

11 그린 색상의 섀도로 속눈썹 부분과 눈꼬리 쪽으로 음영을 줍니다.

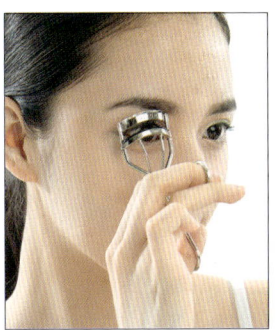

12 속눈썹을 아이래시 컬러로 올려 줍니다.

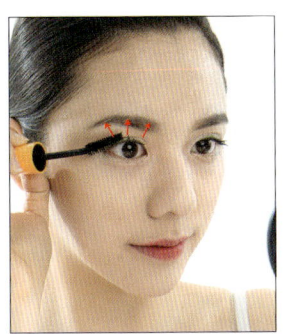

13 아이래시 컬러 후 속눈썹을 마스카라가 뭉치지 않게 잘 빗겨 올려 줍니다.

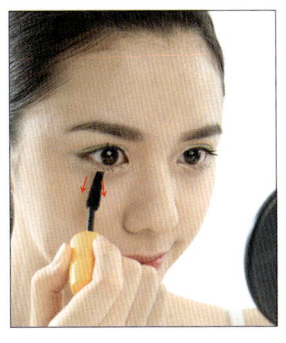

14 속눈썹 아랫부분은 당연히 세로로 한 올 한 올 정성스럽게!

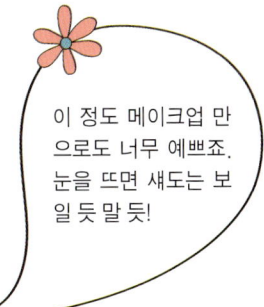

이 정도 메이크업 만으로도 너무 예쁘죠. 눈을 뜨면 섀도는 보일 듯 말 듯!

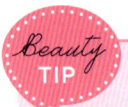
■ 매트한 섀도로 그러데이션 하는 방법

매트한 섀도는 얼룩이 져서 크림 타입의 섀도나 펄이 있는 섀도보다 그러데이션이 어려워요. 매트하고 진한 컬러의 섀도는 브러시에 소량의 섀도만 묻혀 여러 번에 걸쳐 칠해 주고 컬러를 쌓은 후 면봉이나 깨끗한 브러시로 가장 연하게 표현돼야 하는 부분을 펴주면 됩니다. 또는 짙은 컬러의 펜슬 라이너로 아이라인을 그리고 섀도 컬러를 소량 묻혀 라인을 그러데이션 하면 속눈썹 윗부분이 자연스럽게 표현됩니다.

지금부터는 아주 강하게 메이크업을 시작합니다.
너무 과하면 망칠 수 있으니 잘 따라 하셔야 해요.

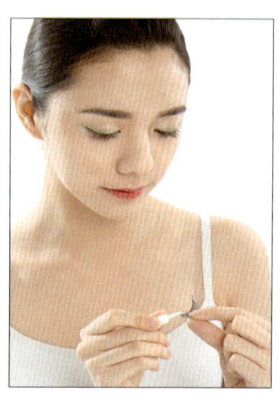

01 인조 속눈썹에 풀을 꼼꼼히 발라요.

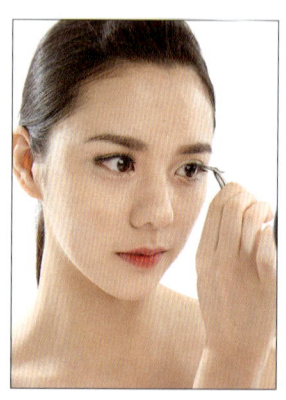

02 집게로 눈 중심에 붙이고 눈 앞머리와 꼬리 부분을 살살 눌러가며 붙여 줍니다.

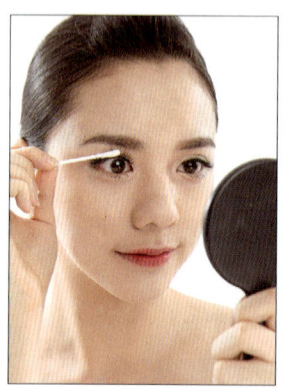

03 내 속눈썹과 인조 속눈썹이 자연스럽게 연결되도록 면봉으로 자리를 잡아줍니다.

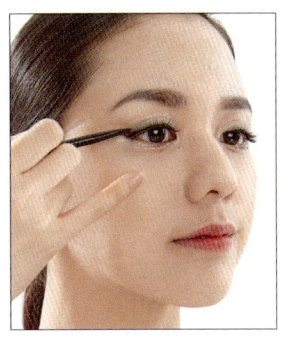

04 젤 아이라이너로 선명하고 강하게 아이라인 그려 주어요.

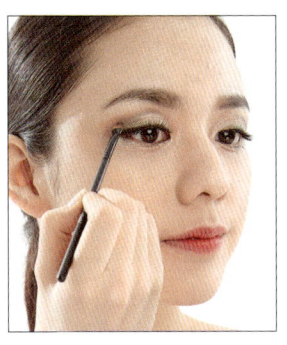

05 진회색 섀도로 아이홀을 잡아 줍니다.

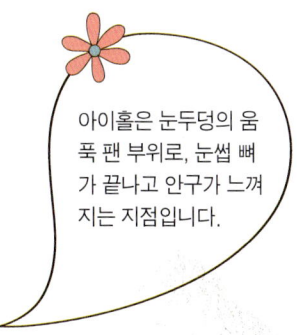

아이홀은 눈두덩의 움푹 팬 부위로, 눈썹 뼈가 끝나고 안구가 느껴지는 지점입니다.

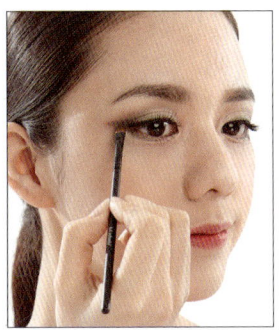

06 길게 삼각형 모양으로 빼 주세요.

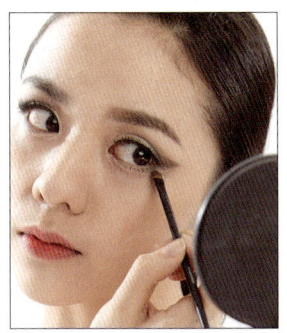

07 길게 뺀 섀도와 아래 라인을 연결해 줍니다.

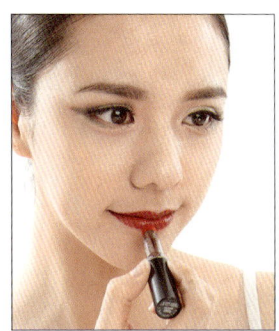

08 강렬한 레드 립스틱 바르기.

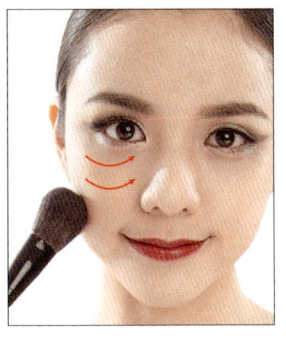

09 치크로 생동감 있게 표현

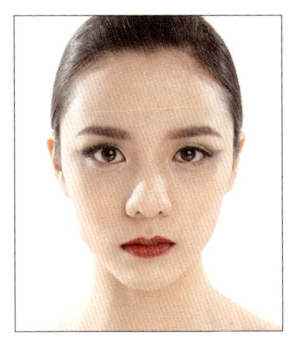

10 아이돌 메이크업 완성

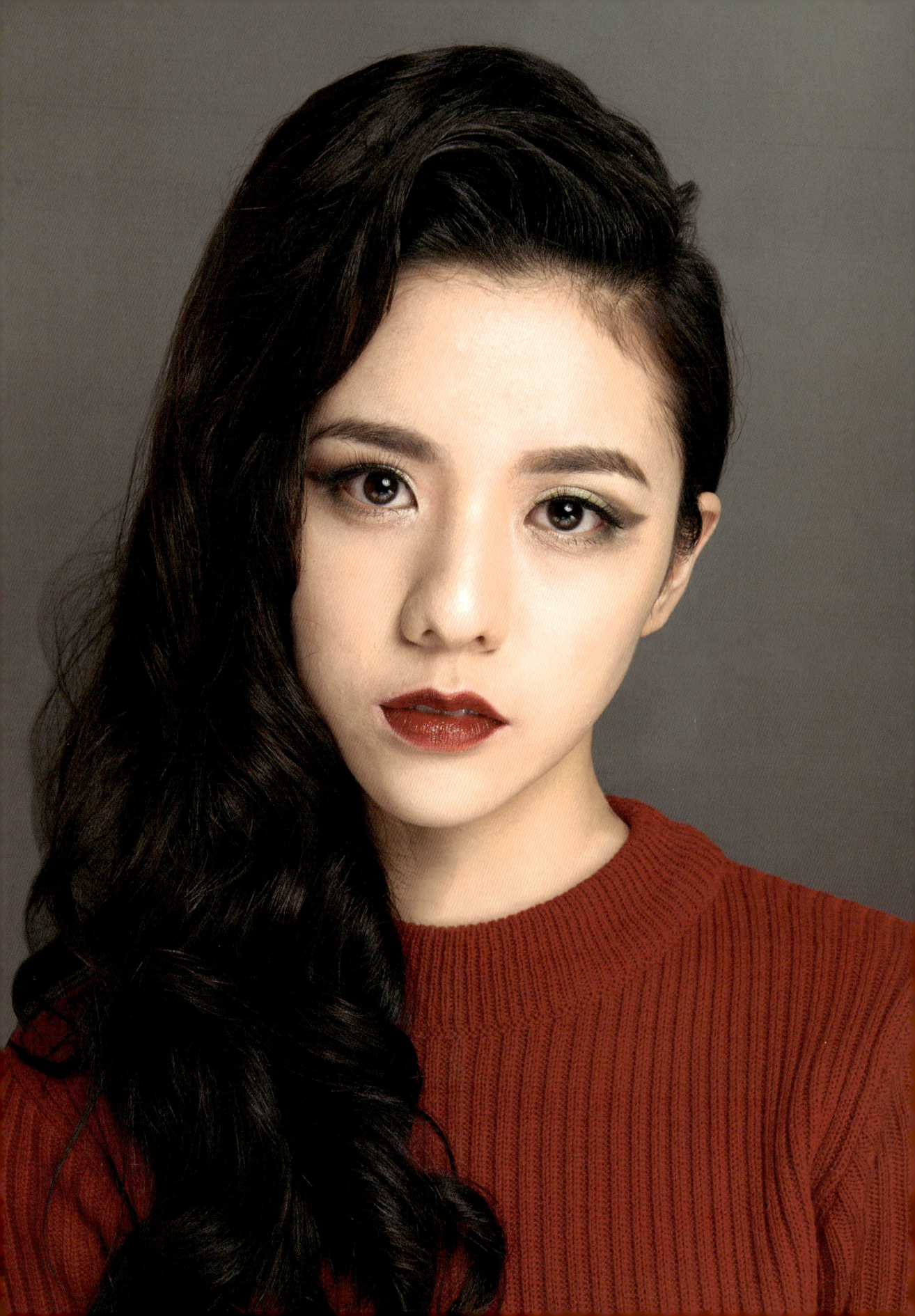

Lesson 7.
부록

- 부분 메이크업
- 수정 메이크업
- 네일 케어&컬러링

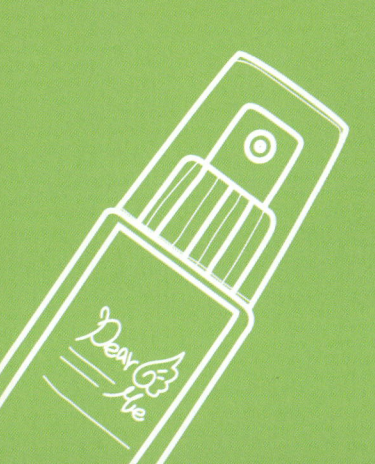

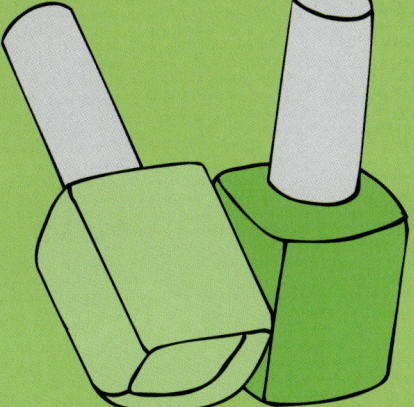

쾡한 내 얼굴⋯ 다크써클 때문이지⋯

다크서클 감추기

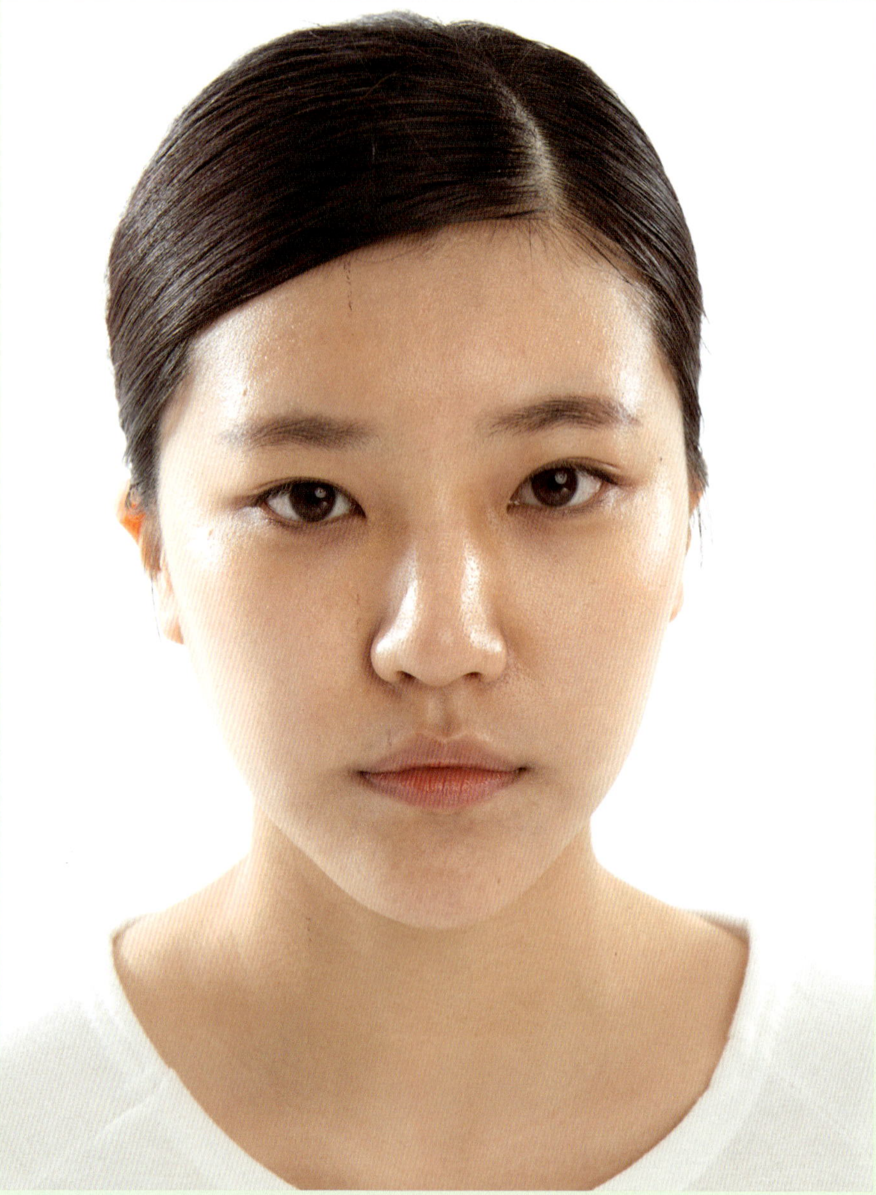

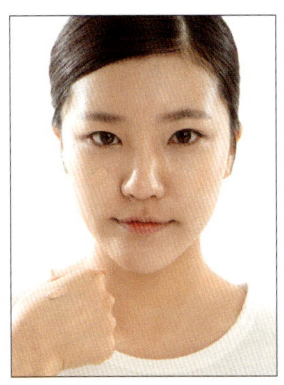

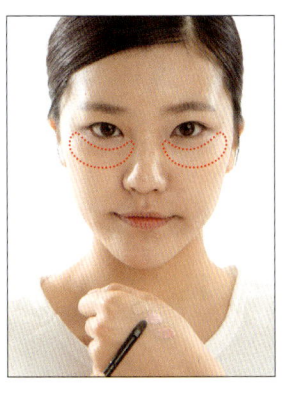

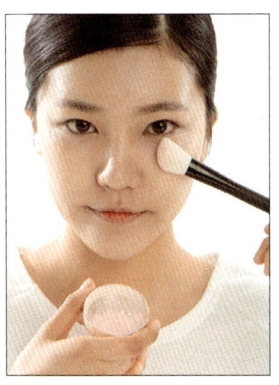

01 눈가를 제외한 부분에 BB크림이나 파운데이션을 바릅니다.

02 살굿빛이나 핑크빛이 도는 컨실러를 다크서클 부분에 꼼꼼히 발라 줘요.

03 살굿빛이나 옅은 노란빛이 도는 파우더를 발라 줍니다.

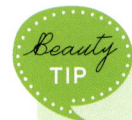

■ 다크서클 커버는 어떻게 하나요?

① 다크서클 커버를 위한 컨실러 선택

다크서클을 커버하기 위해 피부 톤보다 밝은 컨실러를 사용하면 오히려 다크서클이 더 어두워져 보일 수 있어요. 피부 톤보다 약간 어두운 컬러의 컨실러로 톤을 보정한 후, 다크서클 유형에 맞는 컨실러를 선택하고 다크서클과 보색의 색상으로 꼼꼼하게 커버하는 것이 방법입니다. 살짝 립스틱의 붉은색을 섞어 주면 잘 커버됩니다. 주름이 심한 경우 컨실러를 두껍게 바르면 오히려 주름이 부각될 수 있으니 최대한 얇게 발라 주어야 합니다.

② 아이 브라이트너를 아세요?

아이 브라이트너는 눈가를 밝혀 화사한 얼굴을 연출하는 메이크업 제품입니다. 촬영할 때 조명판을 댄 듯 화사함을 주는 제품으로 눈가의 칙칙함을 보완하면서 톤을 균일하게 보정한답니다. 컨실러의 밀착력을 높여 좀 더 깨끗하게 다크서클을 커버할 수 있어요.

머리카락 색과 눈썹 색상을 맞추면 센스쟁이!

눈썹 색상 바꾸기

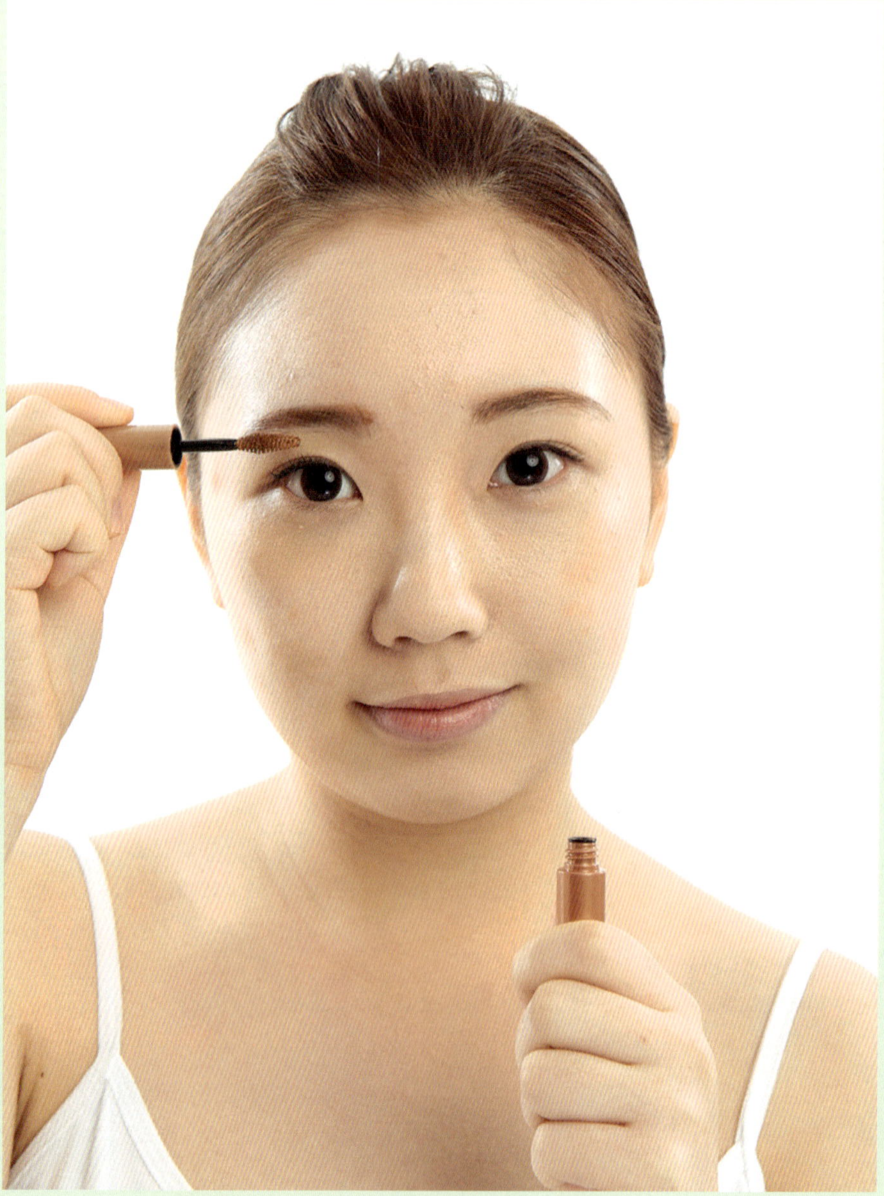

142

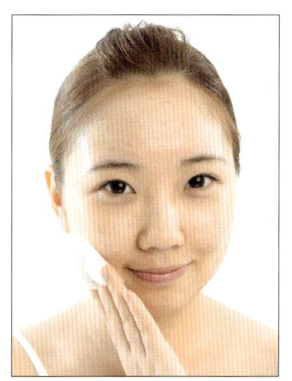

01 깨끗이 정리된 눈썹, 눈썹 주변은 파우더로 유분을 잡아 주어요.

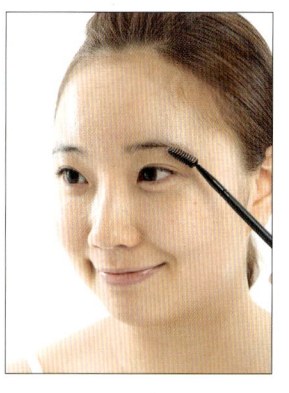

02 눈썹의 형태를 스쿠류 빗으로 잘 빗어서 정리해요. 눈썹 숱이 없어 형태가 잘 나오지는 않지만 그래도 밑그림이랍니다.

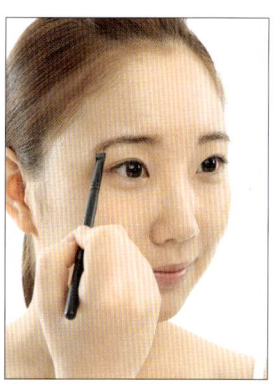

03 원하는 컬러의 브로우 섀도로 눈썹 색을 입혀주고 모양과 크기도 원하는 형태로 그려 줍니다.

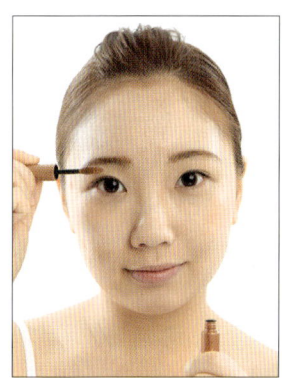

04 원하는 색상의 아이 브로우용 마스카라로 눈썹을 결 방향과 반대로 빗고 결 방향대로 뭉치지 않게 빗겨줍니다. 눈썹 염색을 하지 않아도 원하는 색상으로 금방 바꿀 수 있어요.

Beauty TIP

최근 제품 중 브로우용 틴트 제품은 여러 가지 색상이 있어 원하는 색상을 선택하여 밤에 잠자기 전 눈썹을 그려주면 됩니다. 아침에 세수를 하면 색은 흐려지지만, 1주일 정도 색이 지속됩니다.

어려 보이고 사랑스러워 보여요!

애교살 통통하게 만들기

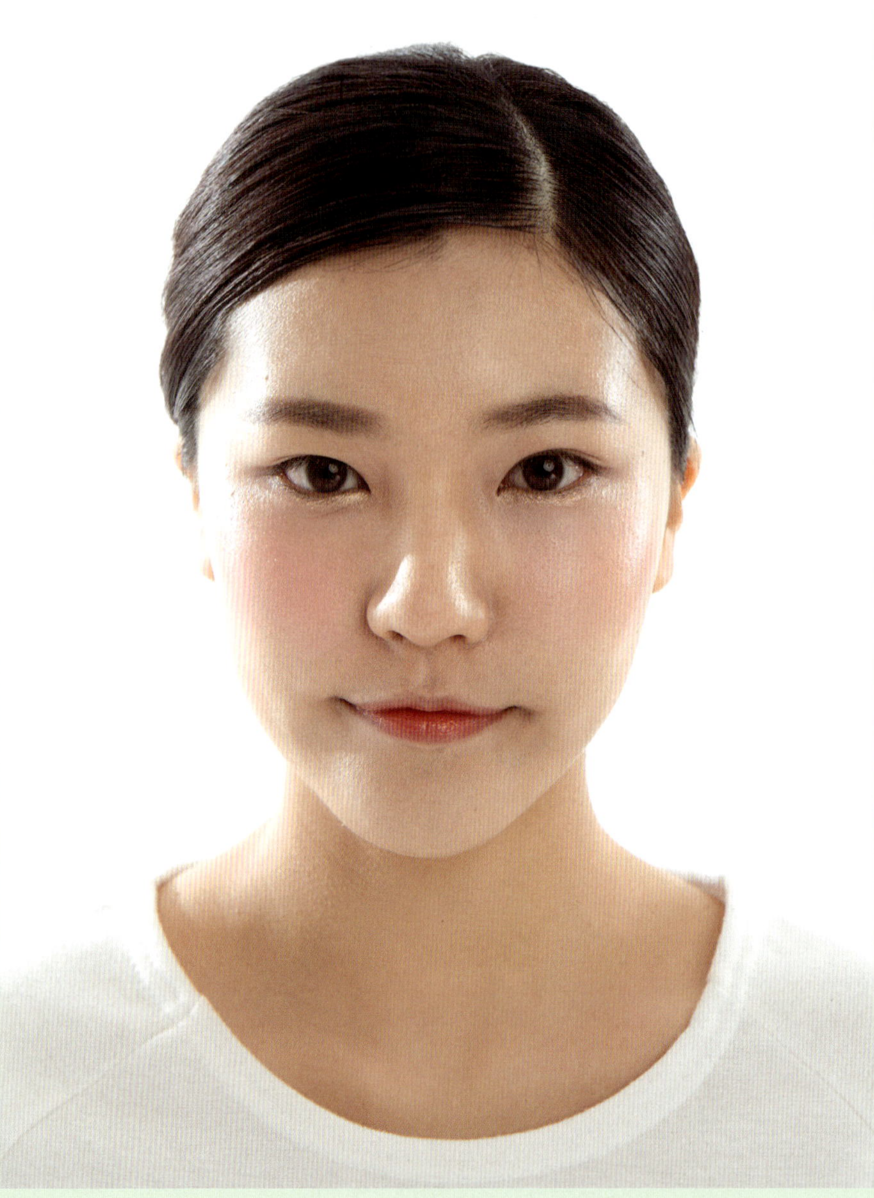

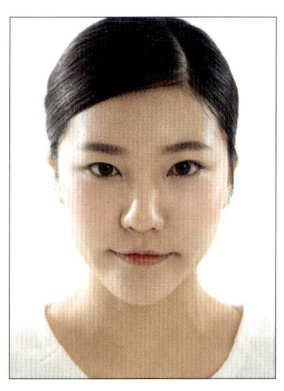

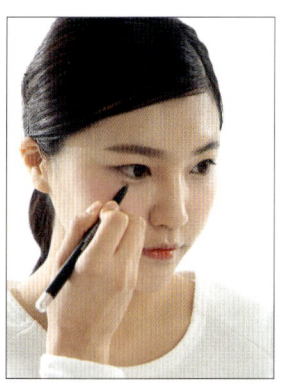

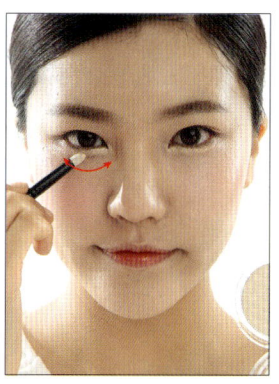

01 기초 메이크업을 마친 상태의 얼굴을 준비해요. 다크서클도 커버했어요.

02 눈 밑에 적당한 위치를 선정하여 옅은 섀딩 컬러로 애교살 밑부분을 그려 줍니다.

03 밝은 컬러의 섀도로 애교살의 볼록한 부분을 칠해 줘요.

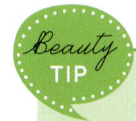

■ 동안 메이크업의 필수 조건

동안 메이크업에 꼭 필요한 애교살은 눈을 귀엽고 사랑스럽게 만듭니다. 여러분이 왜 화장을 안 해도 예쁠까요. 동안 메이크업의 필수 조건을 모두 가지고 있어서 그래요. 어른들이 여러분들처럼 되고 싶어 메이크업을 하는 거예요.

화사한 피부 톤과 생기 있는 치크, 반달 눈매와 애교살, 촉촉한 핑크빛 입술, 도톰한 일자형 눈썹이 메이크업을 안 한 듯 자연스럽게 원래부터 그런 것 같을 때 예뻐 보여요.

헤어라인을 보정하면 얼굴이 작아 보이고 깔끔한 인상을 줄 수 있어요!

헤어라인 보정하기

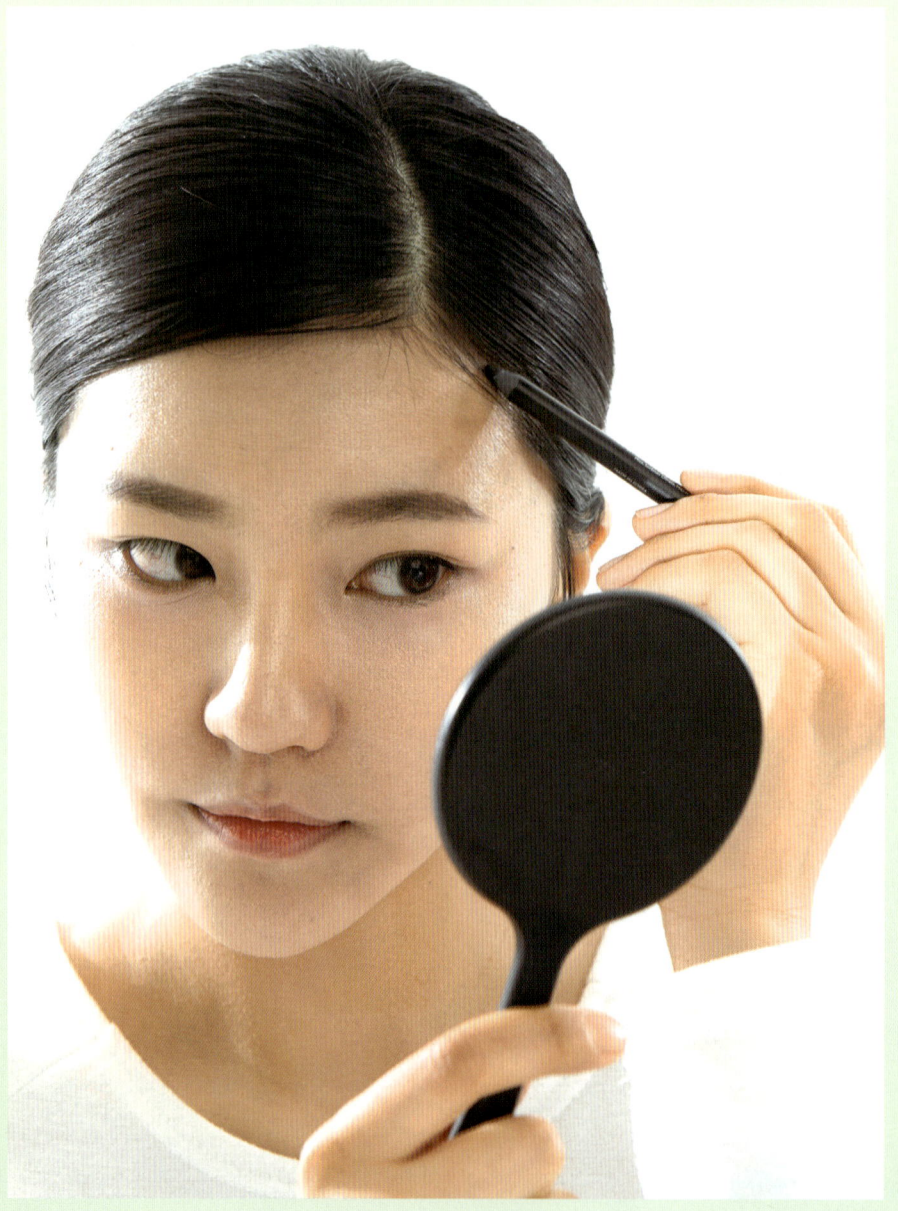

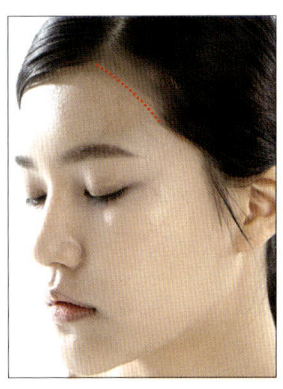

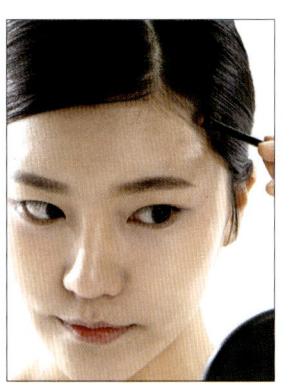

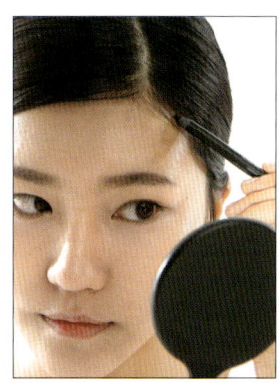

01 헤어라인에서 채워야 할 부분을 찾고, 원하는 헤어라인을 설정해요.

02 모발의 색상과 비슷한 펄이 없는 섀도로 비어 있는 곳을 메워 칠해 줍니다.

03 얼굴과 경계가 지지 않도록 연결감을 주며 그러데이션 해줘요. 섀도로 채워지지 않는 부분은 펜슬로 한 가닥 한 가닥 그려 줍니다.

Beauty TIP

헤어라인은 이마와 헤어에 경계선으로 얼굴형과 얼굴 크기를 결정합니다. 탄성이 좋은 브러시로 헤어라인은 모발의 결을 따라 두피 안까지 커버합니다.

■ 헤어라인 제품은 어떤 걸 고를까요?

시중에서 쉽게 구할 수 있는 헤어라인 제품은 헤어 컬러와 비슷한 짙은 브라운 색상입니다. 지나치게 붉거나 펄이 있으면 오히려 헤어라인이 더욱 도드라져 보이니 이런 제품은 피해야 합니다.

입술색만으로도 얼굴에 생기를 넣을 수 있어요.

입술의 변신

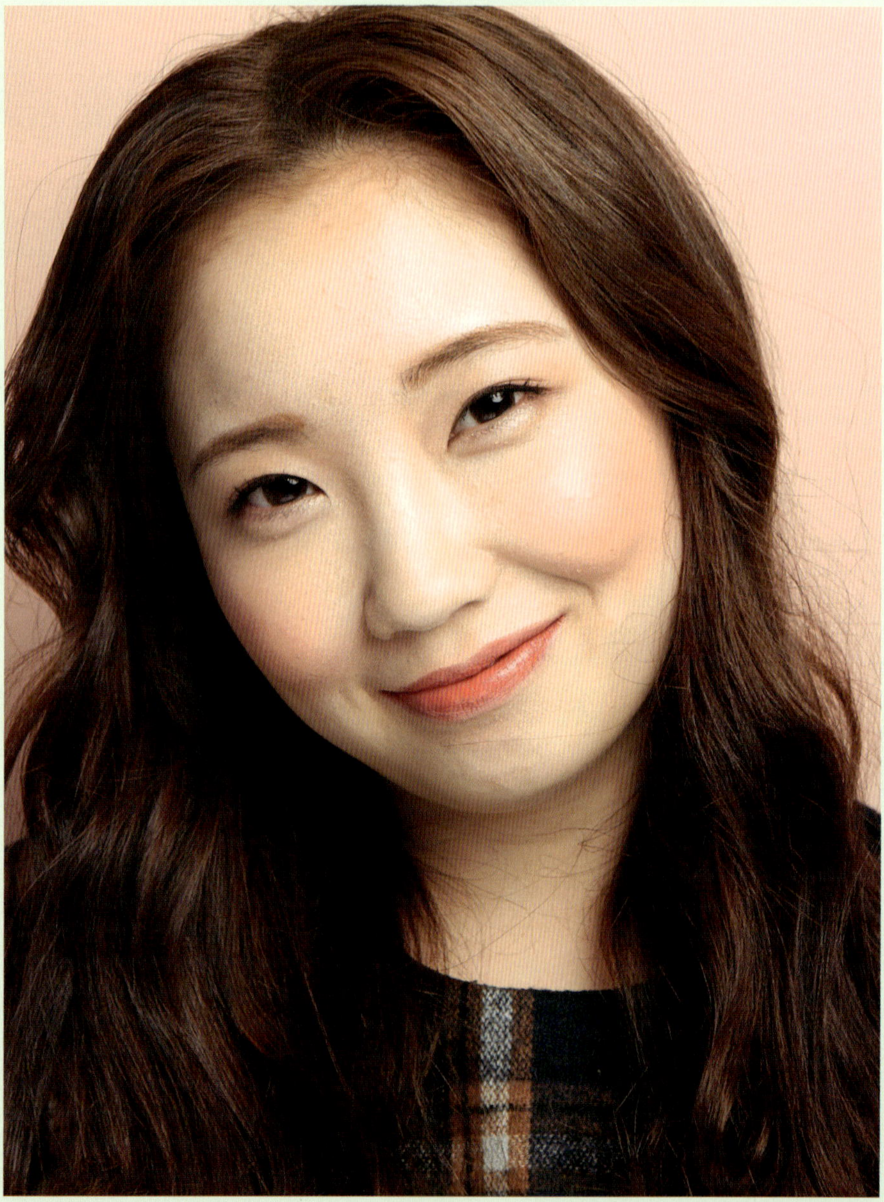

● **MLBB = My Lip But Better**

내 입술색처럼 자연스럽지만 내 상태를 더 나아 보이게 만들어주는 립 메이크업

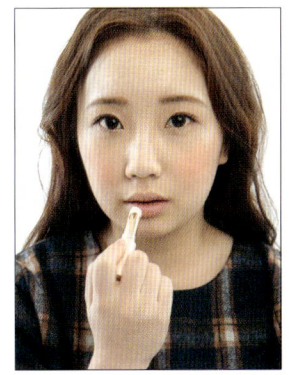
무색의 립밤을 발랐을 때

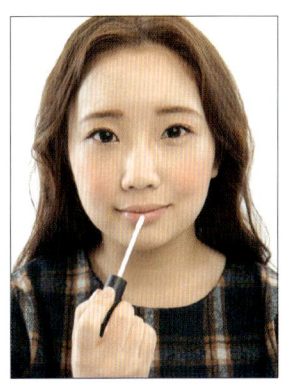
무색의 립글로즈를 발랐을 때

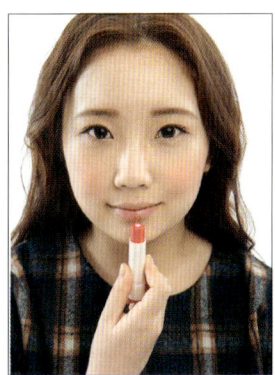
입술에 생기를 주는 색상의 립밤

● **같은 메이크업 다른 입술 색상**

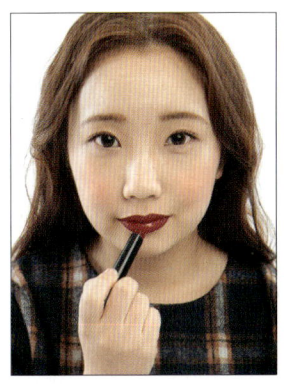
와인 색상!
좀 나이 들어 보이네요.

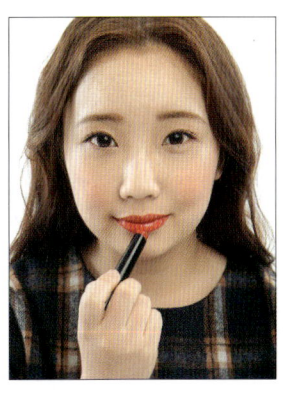
붉은 오렌지빛 립스틱

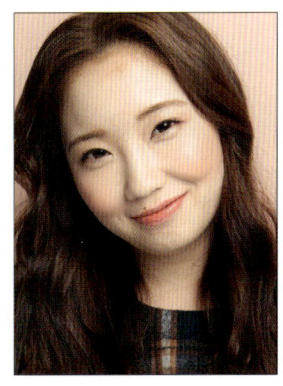
부드러운 살굿빛 립스틱으로
소녀답게

● **입술색으로 다른 분위기 연출**

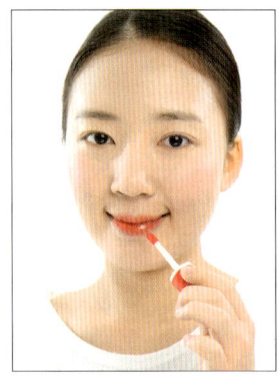

틴트로 앵두 같은 입술 만들기.

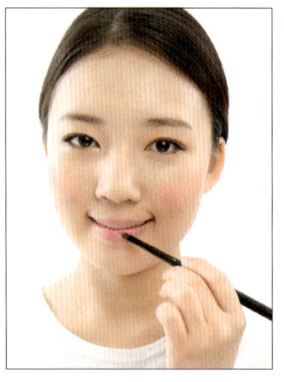

핑크색의 쿨톤 입술, 피부색과
잘 어울려서 예쁘죠.

Beauty TIP

■ **피부 톤에 맞는 립 컬러**

피부 톤이 맑으면 다양한 색이 어울립니다. 그러니 좋은 피부를 유지할
수 있도록 피부를 잘 관리하세요.

① **차가운 이미지의 피부**
차가운 핑크빛의 립 컬러가 잘 어울려요. 그날의 분위기에 따라 흐리거
나 진한 색을 선택합니다.

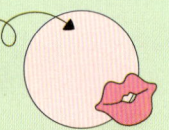

② **따뜻한 이미지의 피부**
어두운 컬러를 사용하면 나이 들어 보여요. 경쾌한 느낌을 줄 수 있는 오
렌지 레드 컬러나 따뜻한 살몬 계열의 핑크를 사용하면 화사해 보여요.

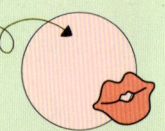

③ **여드름과 홍조가 있는 피부**
울긋불긋한 피부에 붉은 계열의 립 컬러를 바르면 홍조가 더욱 부각되어
보여요. 붉은 피부를 보완할 수 있는 누드 톤의 립 컬러를 선택하세요.

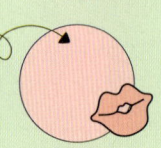

④ **까만 피부**
피부를 보완해 줄 수 있는 레드 컬러를 사용하고 중간 톤의 컬러를 선택
하면 건강한 이미지를 줄 수 있어요.

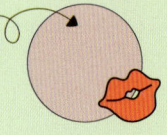

고민 끝! 시간이 지나 화장이 번지거나 지워져도 이제 걱정 없어요.

수정 메이크업

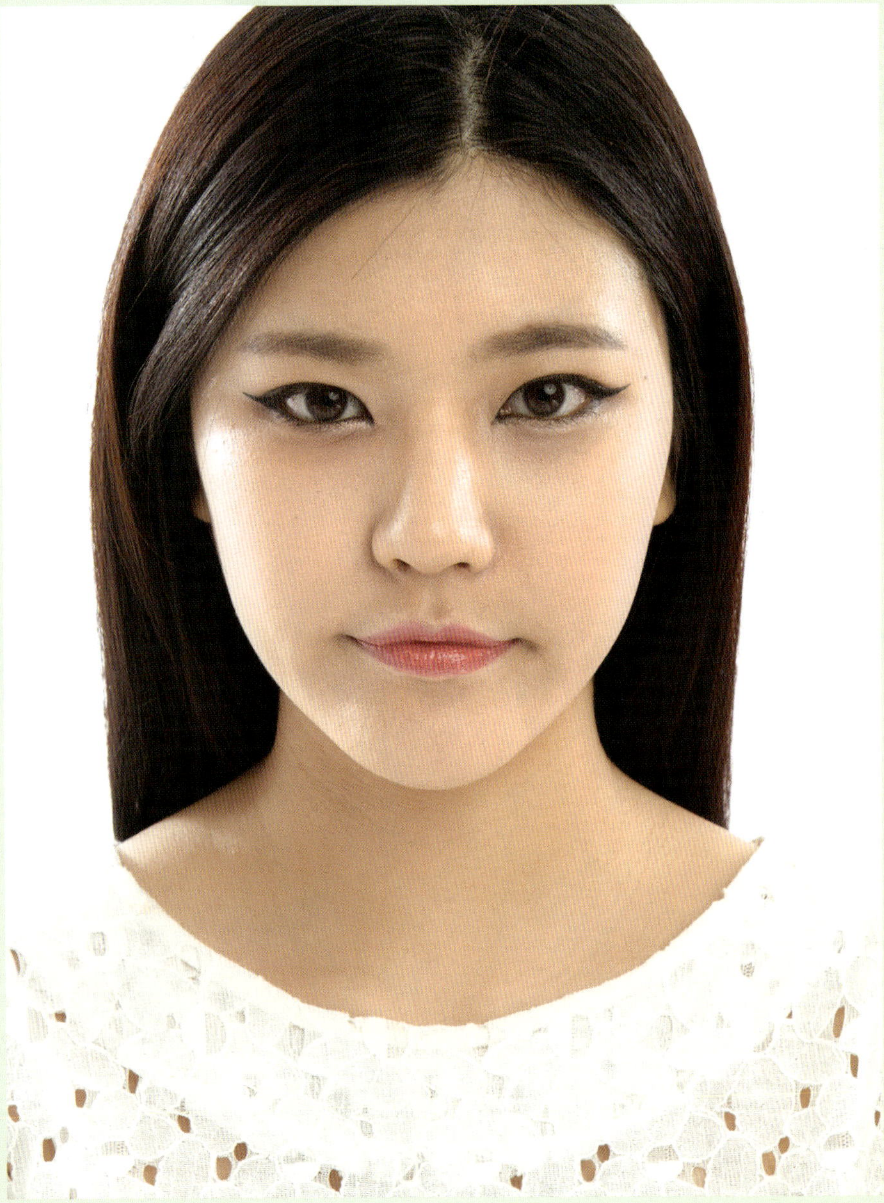

● **아이 메이크업 수정**

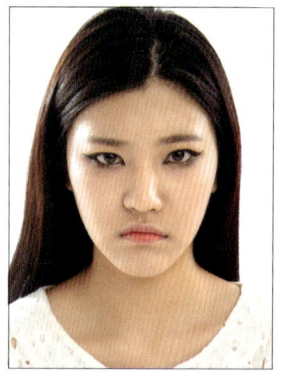

01 판다가 되어 버린 내 얼굴

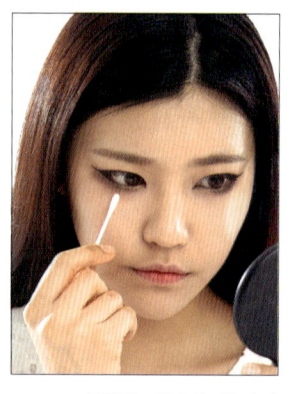

02 깨끗한 면봉을 준비해 눈 아래 지저분한 부위를 정리해 줍니다. 잘 지워지지 않으면 면봉에 스킨을 바르면 잘 지워집니다.

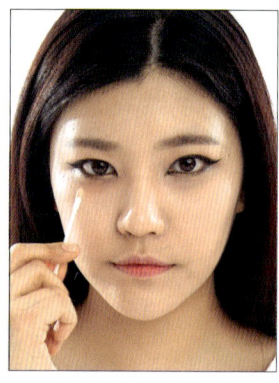

03 지우고 난 후 면봉에 파운데이션을 묻혀 깔끔하게 정리해 주어요.

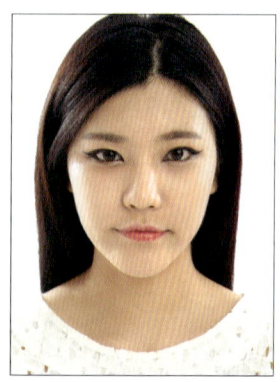

04 섀도와 아이라이너, 마스카라를 다시 한 번 그려 주어 완성!

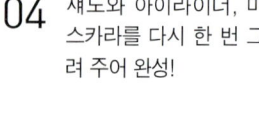
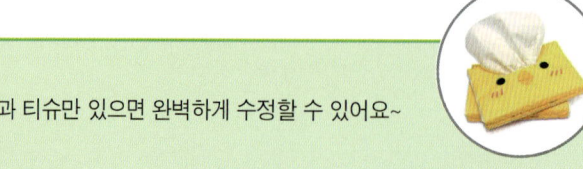
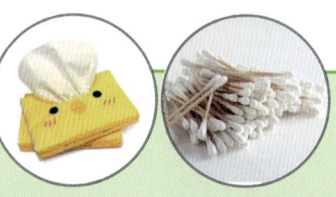

Beauty TIP

면봉과 티슈만 있으면 완벽하게 수정할 수 있어요~

● **립 메이크업 수정**

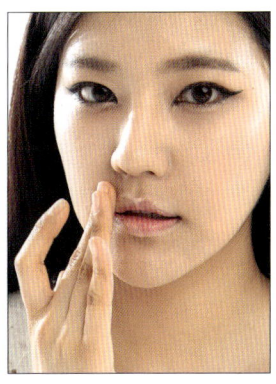

01 지워진 입술을 티슈로 깨끗이 닦아내고 파운데이션으로 입술 라인을 정리해줘요.

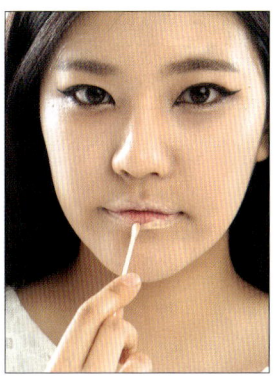

02 면봉으로 입술 전체까지 깔끔히 정리합니다.

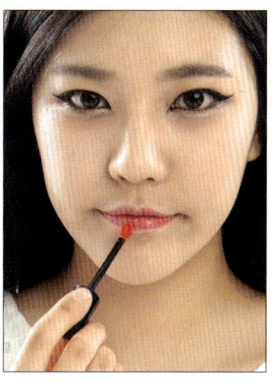

03 사용했던 립 제품을 다시 발라주고…

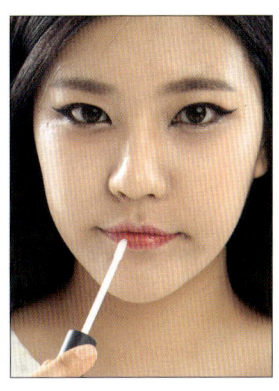

04 립 글로스로 마무리!

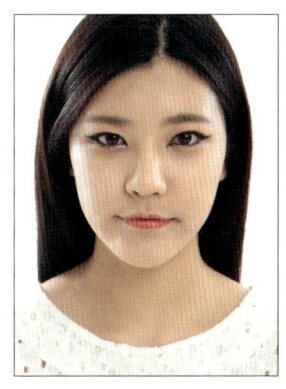

05 블링블링 완성

알쏭달쏭 메이크업

메이크업 아직도 어려운가요?
어느 위치에 무엇을 발라야 하는지 다시 한 번 가르쳐 줄게요.

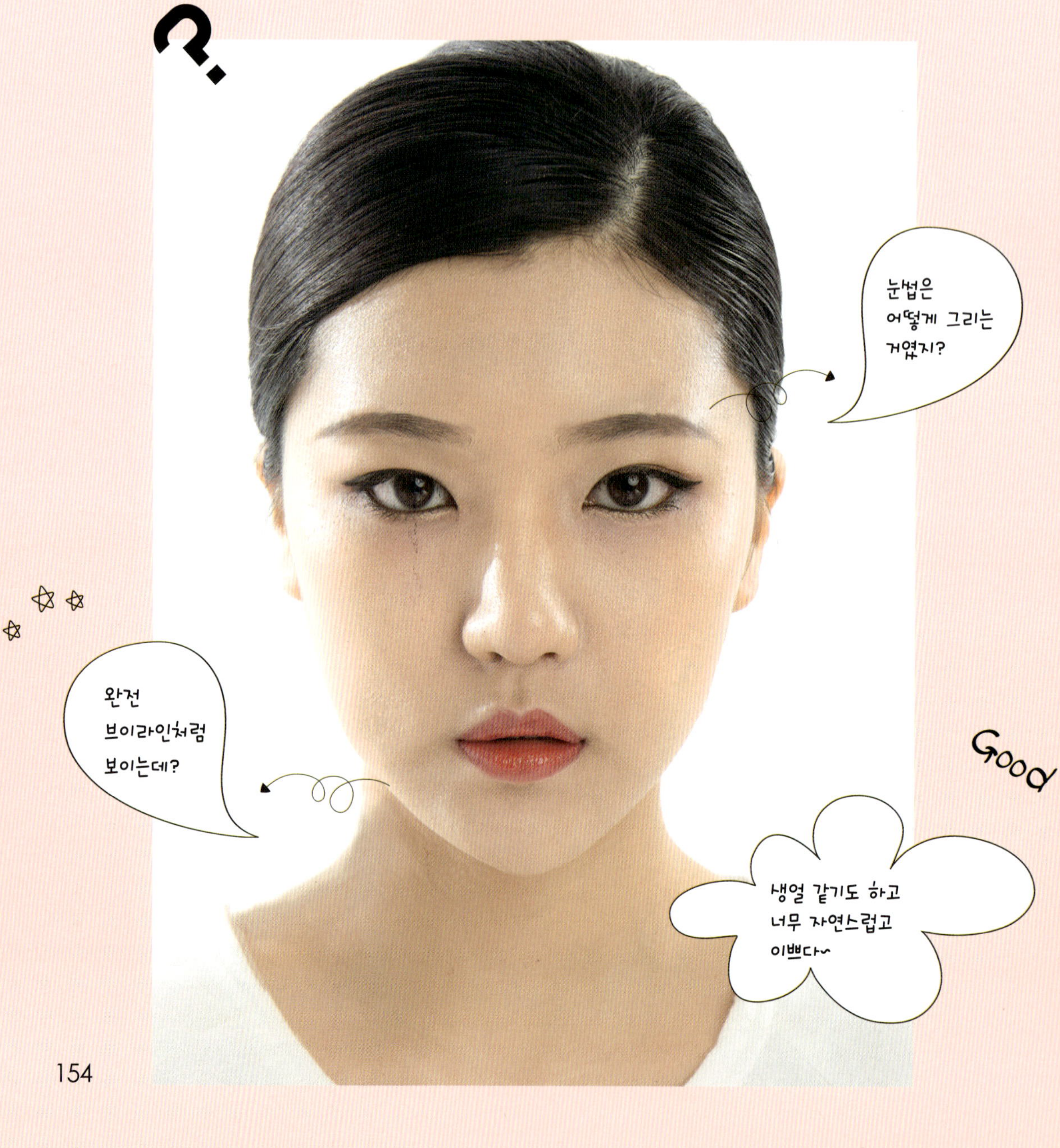

눈썹은
어떻게 그리는
거였지?

완전
브이라인처럼
보이는데?

Good

생얼 같기도 하고
너무 자연스럽고
이쁘다~

154

자신의 단점을 가리려고 메이크업을 진하게 하면 부자연스러워요!
장점은 살려 주고 단점은 살짝만 커버하는 메이크업하세요.

눈썹 모양

눈썹 머리

눈 앞머리에서 수직으로 올라간 연장선을 떠올리세요. 그 선에서 5mm 안쪽으로 들어간 지점에서 눈썹을 그리면 돼요. 눈 앞머리에서부터 아이브라우를 시작하는 게 표준이지만, 선하고 부드러운 인상을 주려면 앞부분은 살짝 비워 두는 게 좋아요.

눈썹 산

눈썹 산은 눈썹의 머리부터 꼬리까지를 3등분했을 때, 3분의 2지점에 있어야 해요. 펜슬이나 브러시를 자 대신 얼굴에 대고 위치를 잡아 보세요!

눈썹 꼬리

눈썹 꼬리는 콧방울에서 눈 끝 바깥쪽을 지나 눈썹과 만나는 곳이에요. 눈썹 머리보다 5mm 정도 위쪽에 위치해 있는 게 예뻐요.

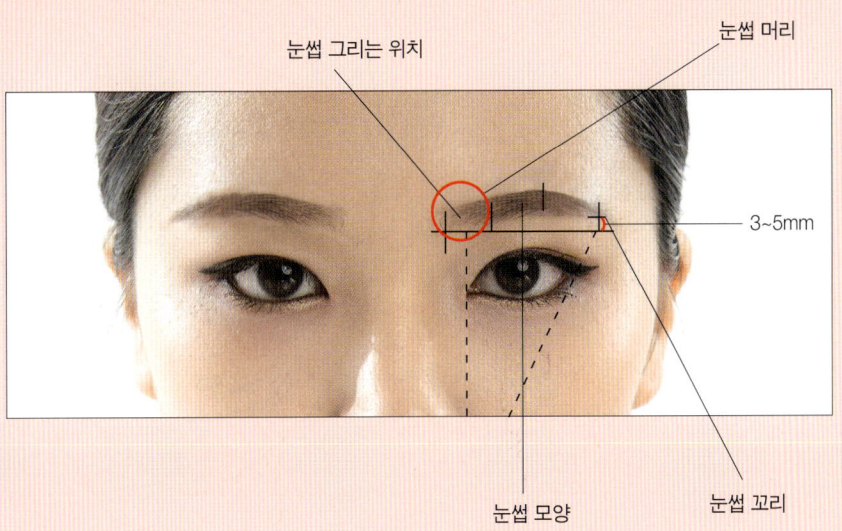

눈썹 그리는 위치 · 눈썹 머리 · 3~5mm · 눈썹 모양 · 눈썹 꼬리

1. T존 하이라이트

그림 ①번 영역만큼 하이라이트를 주세요. 이마에 도톰한 원을 그리듯 하이라이터를 바른 뒤 부드럽게 내려와 코끝까지 가볍게 쓸어 주세요. 손으로 만졌을 때 가장 뾰족한 봉우리가 코끝이에요. 코가 낮으면 살짝 덧칠해 주세요.

2. 치크

애플존을 중심으로 콧방울에서 1cm 정도 떨어져 표시된 선만큼 바릅니다. 그림 ②번 영역 이에요. 원래는 원을 그리듯 브러시를 굴리며 발라 줘야 하지만 초보라면 조금씩 쓸어 가며 덧칠하는 편이 안전해요. 치크는 코끝을 내려가지 않도록 코끝에서 수평으로 그은 선을 떠올려 위치를 확인하세요.

치크 하이라이트
눈꼬리에서 입꼬리 쪽으로 연결한다는 느낌으로 하이라이트를 줍니다.
하이라이터의 역할은 양감이 살아야 하는 부분에 빛을 더해서 입체감 있는 얼굴을 만드는 거예요. 웃을 때 뺨의 봉긋 솟은 부분인 애플존에만 발라 주면 된답니다. 사선 방향으로 살짝 바르면서 눈 아래 부분을 밝혀 주면 좀 더 화사해 보여요.

3. V존 섀딩

귓불 끝에서 수평으로 이어진 선을 따라내려 간다고 생각하면서 귓불 끝에서 턱 끝까지 자연스럽게 발라 주세요. 턱선에서 2~3cm 정도의 두께가 적당해요. 섀딩을 할 때엔 양 조절을 한 뒤 조금씩 덧칠하는 식으로 바르세요. 과하면 연극 무대분장 같아요.

4. 인중, 턱 하이라이트

인중과 턱 부분에 하이라이트를 가볍게 2~3번 쓸어 주세요. 경계가 생기지 않도록 주의하고 작은 부위지만 이목구비가 또렷 해 보이는 착시 효과가 난답니다.

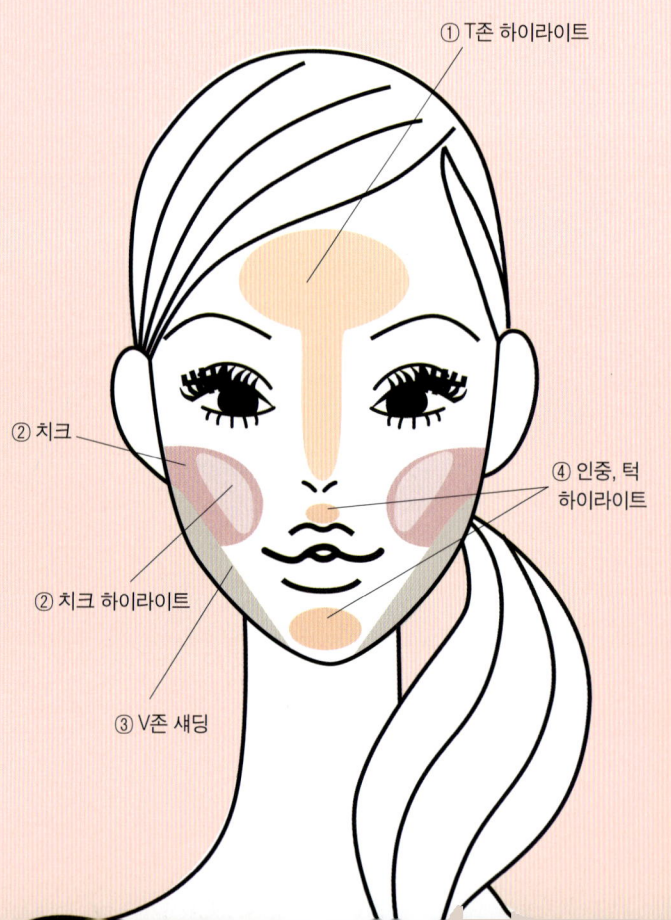

① T존 하이라이트
② 치크
④ 인중, 턱 하이라이트
② 치크 하이라이트
③ V존 섀딩

파운데이션 바르기

똑같은 파운데이션에도 어떤 도구로 바르느냐에 따라 여러 가지 느낌을 낼 수 있어요.
그러나 '어떤 도구를 사용해야 더 좋다.'라는 특별한 기준은 없어요. 직접 경험해 보고 자신의
피부와 가장 궁합이 잘 맞는 도구를 선택하는 게 좋아요.

- **브러시** : 가볍게 발리지만 커버력은 약해요.
- **스펀지** : 브러시나 손보다 매트하게 발리고 모공 커버력도 있어서 지성 피부에 좋아요.
- **손가락** : 손의 온기로 반짝이는 광채 피부를 연출할 수 있어요.

기본 바르기

파운데이션을 브러시로 바를 때 우선 양을 배분합니다. 이마에 3번, 양 볼에 3번, 콧등에 1번, 턱에 1번, 그리고 화살표 방향대로 피부 결을 따라 안 → 바깥으로, 넓은 부위 → 좁은 부위 순서로 발라 주세요. 얼굴 외곽 부위는 얇게 발라야 자연스러워요. 피부 결 반대 방향으로 살짝 튕겨 내듯 밀착감 있게 발라 지속력을 높여 주거나 손가락으로 두드려 밀착력을 높여 줍니다. 메이크업 베이스도 같은 방법으로 바르면 돼요.

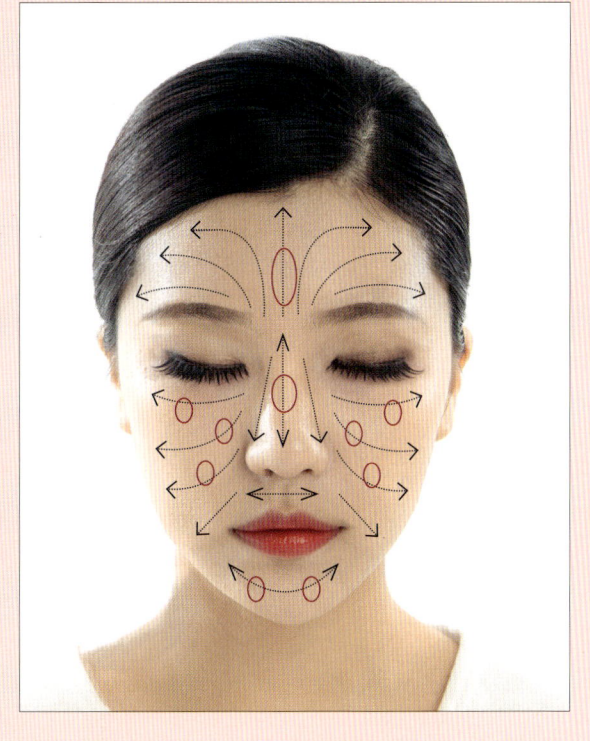
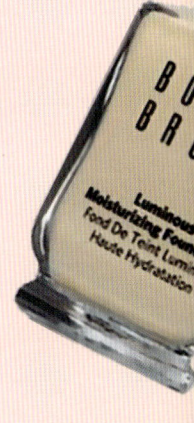

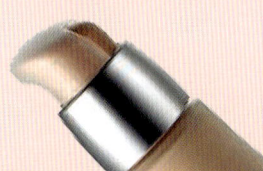

157

얼굴뿐만 아니라 손까지 깔끔하고 이쁘면 좋겠죠?

손도 가꾸어요!

● 네일 케어

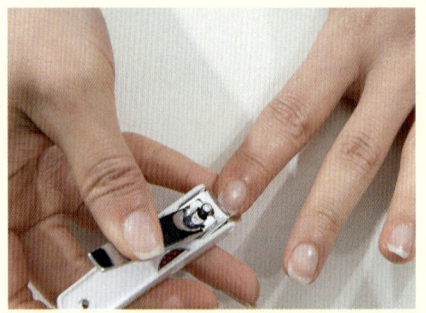

01 손을 깨끗이 씻고 이제 부터 네일 케어를 시작해 볼까요. 셰이프는 스퀘어나 라운드, 어벌, 포인트 등이 있고 원하는 모양으로 깎아 주세요.

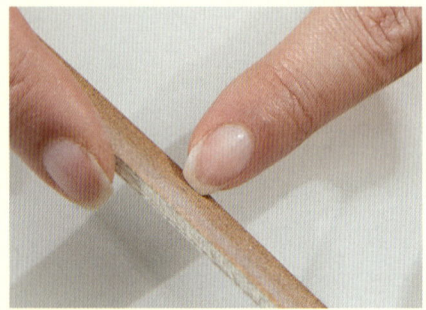

02 손톱을 자르고 난 뒤 파일링을 해주어 예쁘게 잘 다듬어 줍니다. 손톱이 길지 않으면 깎지 않고 파일링만 해주어도 돼요~

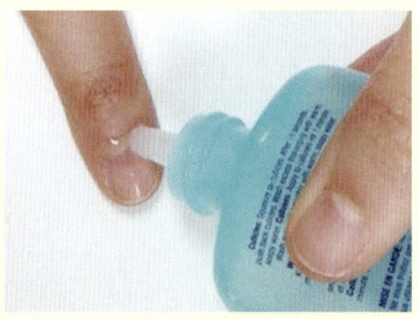

03 큐티클 위에 큐티클 오일을 전체적으로 바르고 30초 정도 그대로 둡니다.

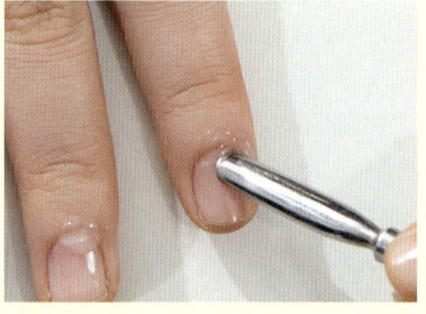

04 오일을 바르고 난 뒤 조금 시간이 지나면 푸셔로 큐티클을 밀어 올립니다.

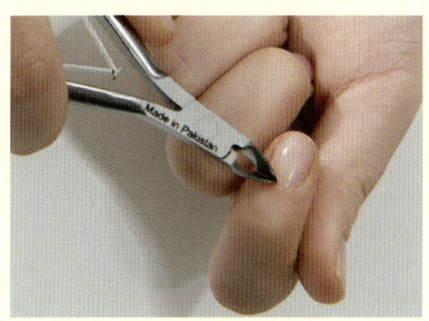

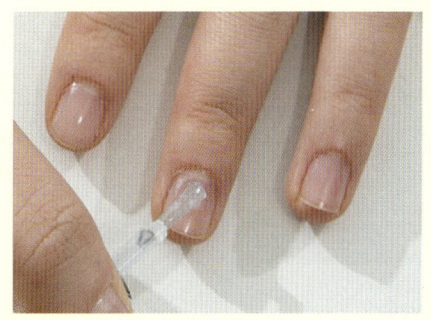

05 큐티클 니퍼로 큐티클을 잘라 내면 깔끔해 보여요. 하지만 너무 자르면 세균이 침투되고 피도 날 수 있으니 조금은 남겨 두고 정리만 합니다.

06 네일 강화제를 발라줍니다. 강화제는 손톱 영양제와 같은 맥락의 제품으로 네일에 영양을 주어 네일이 튼튼해 져요. 네일 위에 바로 발라야 해요.

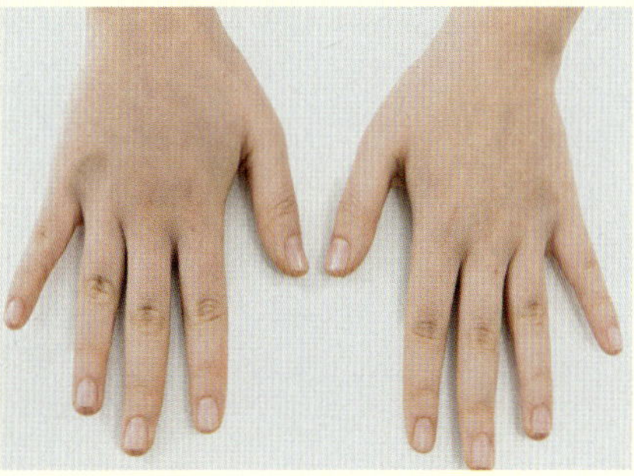

07 큐티클을 깨끗이 정리한 모습입니다. 말끔히 정돈되어 예쁘죠.

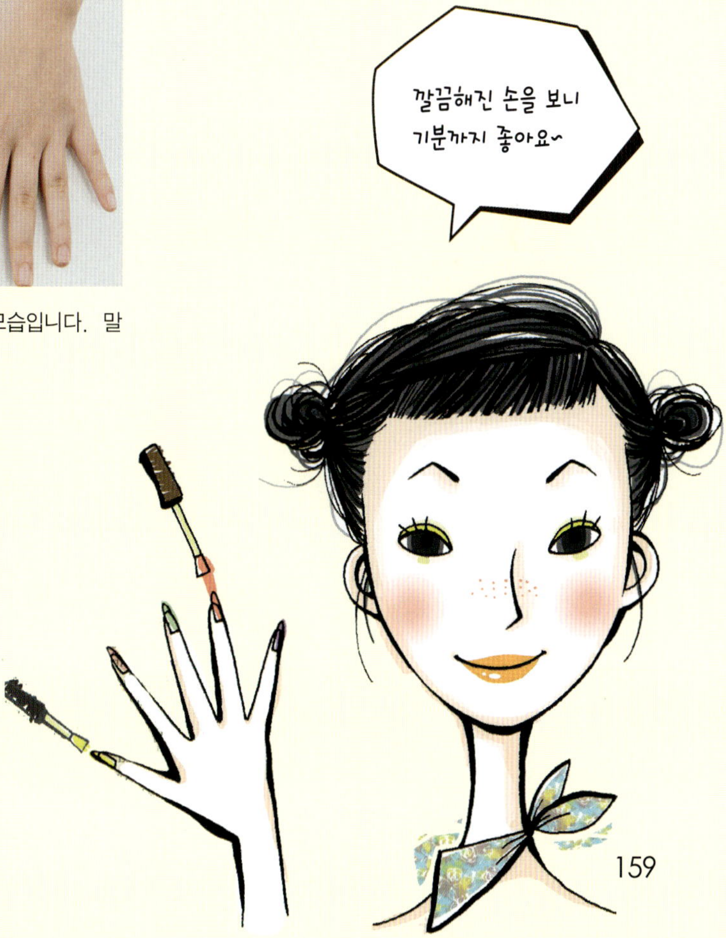

깔끔해진 손을 보니 기분까지 좋아요~

● 네일 컬러링

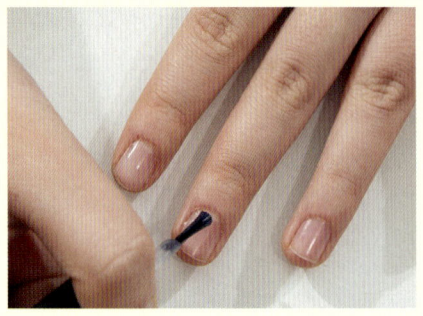

01 네일 케어가 끝난 뒤 매니큐어를 바를 때
엔 우선 손톱에 유분을 제거하기 위해 물
티슈로 손을 닦거나 아세톤으로 손톱을 한 번 닦
아줍니다. 깨끗한 손톱 위에 제일 먼저 베이스 코
트를 발라 줍니다.

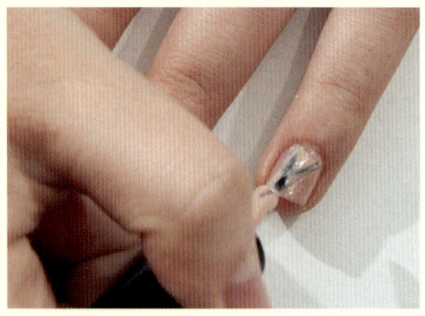

02 베이스 코트를 바른 후 학생이니까 네일
색과 가까운 색을 바르면 손이 깔끔해 보
여요.

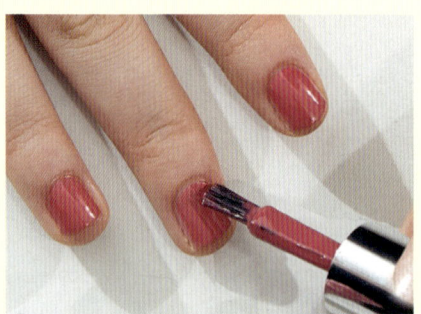

02-1 베이스 코트를 바른 후 기존의 예쁜
컬러의 매니큐어를 발라 줍니다.

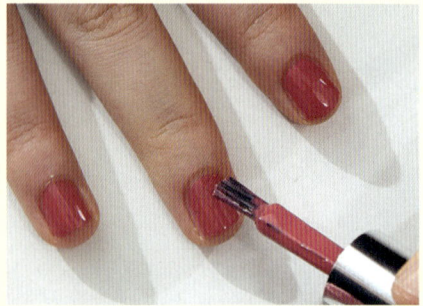

03 매니큐어 색이 마르고 난 뒤 한 번 더 발
라 주면 선명하고 더 예뻐요.

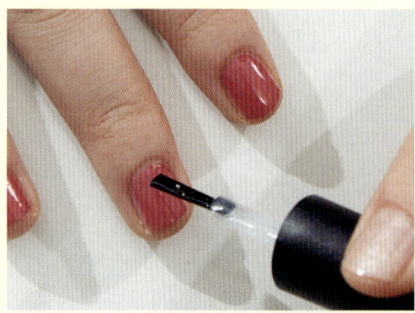

04 잘 정돈된 손에 톱 코트를 발라 줍니다. 톱 코트는 매니큐어의 광택을 더하고 오래 유지시키기
위해 마지막에 바르는 제품입니다. 톱 코트를 바르면 좀 더 오랫동안 매니큐어 컬러를 유지할
수 있어요.

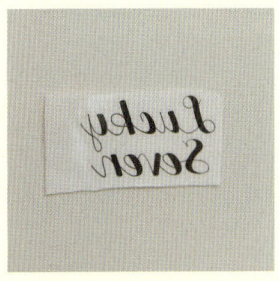

01 원하는 디자인의 타투를 준비합니다.

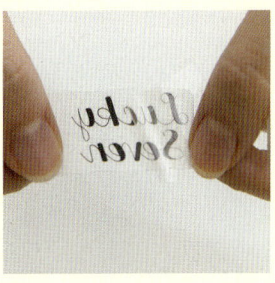

02 타투 위에 비닐은 떼어 주세요.

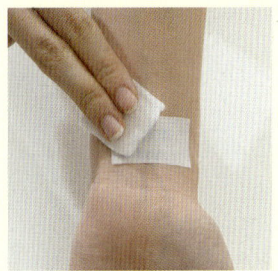

03 원하는 위치에 글씨가 피부 위에 닿도록 자리를 잘 정합니다.

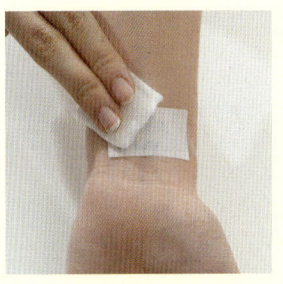

04 이제 물을 묻혀 꾹꾹 조금은 힘있게 눌러 줍니다. 이때 밀리지 않게 잘 고정된 상태에서 눌러 주어야 해요. 그렇지 않으면 타투 모양이 찌그러져요.

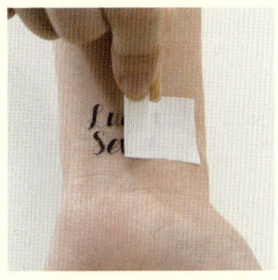

05 잠시 10초 정도가 지난 후 살살 종이를 떼어 줍니다.

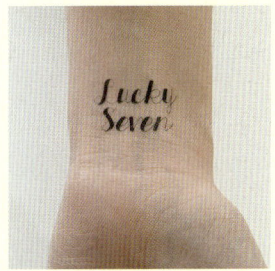

06 타투 완성! 정말 금방 완성돼요. 지울 때는 알코올로 지우면 자국 없이 제거할 수 있어요.

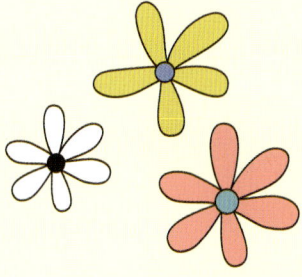

● 타투 반지 만들기

01 이번엔 반지를 만들어 볼까요.

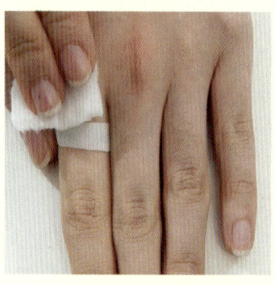

02 같은 방법으로 손가락 위에 놓고 물 묻은 화장 솜으로 종이가 충분히 젖을 수 있도록 꾹꾹 눌러 줍니다.

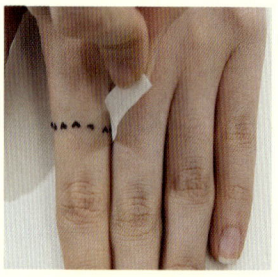

03 이제 살살 종이를 떼어 줍니다.

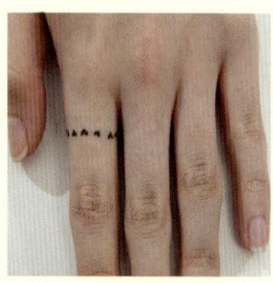

04 반지 완성

● 얼굴에 타투 만들기

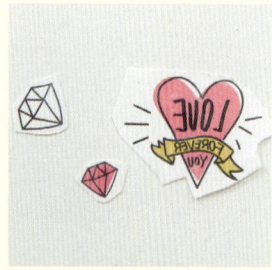

01 원하는 디자인의 타투를 준비합니다.

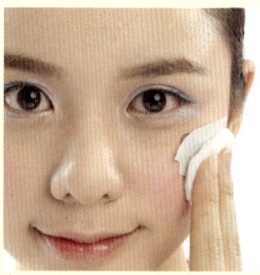

02 타투 위에 비닐은 떼어 주세요.

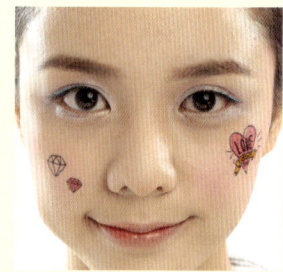

03 원하는 위치에 글씨가 피부 위에 닿도록 자리를 잘 정합니다.

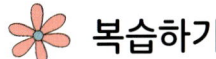 **복습하기**

★ **클렌징 하는 방법?**

클렌징을 할 때는 피부 타입에 맞는 제품을 선택하고 시간을 끌면 제품이 피부에 흡수되어 좋지 않으니 노폐물이 제거되면 미지근한 물로 세안합니다.

★ **스킨 케어 제품을 선택하는 방법은?**

자신의 피부 타입에 맞는 라인으로 맞춰 사용한다.

★ **파우더를 사용하는 이유는 무엇인가요?**

유분을 잡아 주고 메이크업을 지속시키기 위해

★ **입술에 틴트가 얼룩이 져요**

건조해서 그러니 입술에 수분을 충분히 공급해 주세요.

★ **붉은 피부 보정을 위한 메이크업 베이스 컬러는?**

그린

★ **눈썹 정리하는 방법은?**

눈썹을 실수 없이 정리하려면 눈썹을 그리고 난 후 필요 없는 부분을 정리해야 합니다. 한번에 정리하려고 욕심내지 말고 조금씩 조금씩 수정하세요.

★ **짝눈을 위한 수정 메이크업 방법으로 맞는 것은?**

양쪽의 균형을 서로 맞추어 균형감 있게 표현합니다.

★ **마스카라, 아이라이너 메이크업을 하다가 번졌어요. 올바른 수정 방법은?**

마스카라는 마른 후, 아이라이너는 마르기 전에 면봉을 사용해 수정하세요.

★ **피부를 좋게 만드는 평소 생활 습관은?**

피부 재생과 노화 예방을 위해 각질 제거는 1주일에 2~3회 정도, 자외선 차단제는 매일매일 바릅니다. 피부 보호를 위해 되도록 파운데이션 및 메이크업은 적게 하는 게 좋아요. 그리고 깨끗한 물을 몸이 필요로 하는 만큼 매일 마셔요.

☆ 자신에게 맞는 눈썹 모양을 찾아보아요.

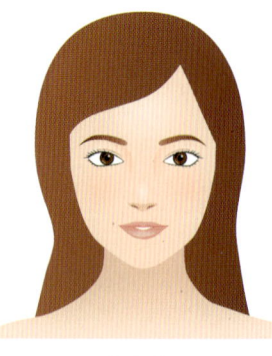

달걀형

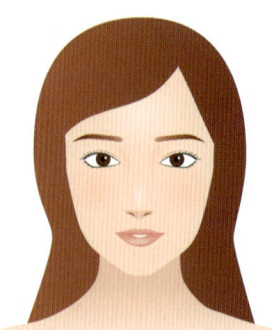

긴형

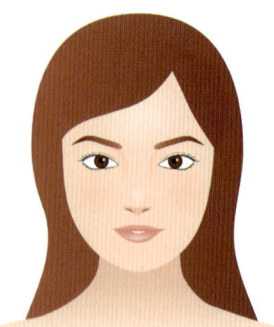

둥근형

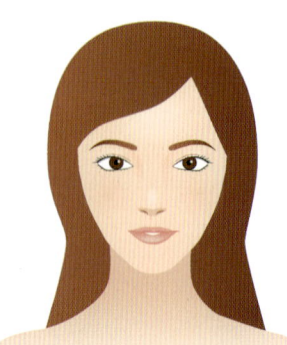

역삼각형

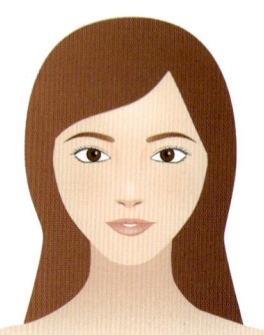

다이아몬드형

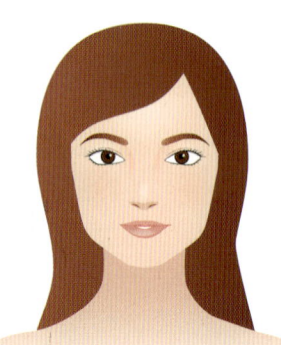

사각형

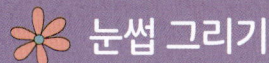 눈썹 그리기

☆ 펜슬로 그릴 때는 눈썹이 난 방향대로 한 올 한 올 그려 주면 자연스러운 눈썹을 연출할 수 있어요.
☆ 눈썹 연습~~표시된 선 대로 그려주세요.

부드러운 아치형

둥근형

각진 아치형

상승형

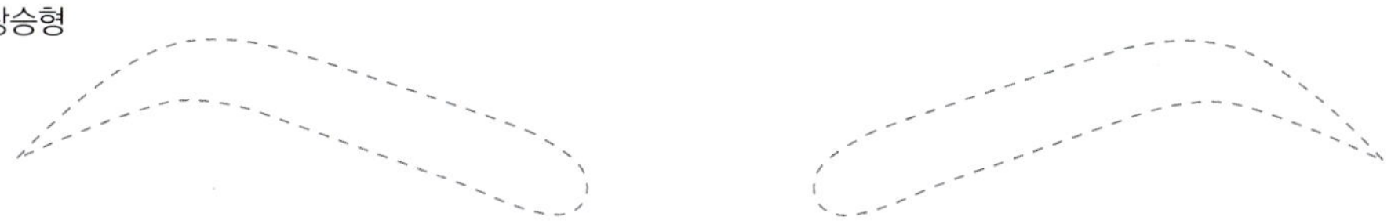

각진형

기본형 또는 직선형

남자 눈썹은 일자형 또는 직선형

눈썹 그리기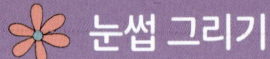

부드러운 아치형

둥근형

각진 아치형

상승형

각진형

기본형 또는 직선형

남자 눈썹은 일자형 또는 직선형

참고문헌

《김활란의 메이크업 뷰티》, 김활란(메이크업아티스트) 저, 미호

《하모니 메이크업》, 김승원(메이크업아티스트) 저, 프롬북스

《바비 브라운 메이크업 매뉴얼》, 바비 브라운(메이크업아티스트) 저, 김진영 역, 중앙M&B

《포니의 시크릿 메이크업북》, 박혜민 저, 로그인

《서수진의 올 댓 메이크업》, 서수진(메이크업아티스트) 저, 페퍼민트

《만화 여드름 뿌리뽑기》, 이유득(의사), 김영훈(의사) 외 4명 글, 박혜경 그림, 에디터

《소녀의 첫 화장 시크릿 박스》, 이나경 글, 누똥바(일러스트레이터) 그림, 들녘

《세상의 모든 공식 (도플러 효과에서 군중 규모 추산에 이르기까지 세상을 풀어내는 52가지 공식)》, 존 M. 헨쇼 저, 이재경 역, 반니

《10대들 화장을 하거나 안 하거나》, 고지원 저, 지식과감성

《왜 10대는 외모에 열광할까? (외모지상주의 시대를 사는 10대가 알아야 할 아름다움의 진실)》, 샤리 그레이든 글, 신재일 역. 오유아이

《최신피부과학》, 홍란희 외 3인, 광문각

《최신피부과학》, 김주덕, 신정은, 광문각

《기초실무안면피부관리》, 이현희 외 4인, 광문각

《신 전개 피부과학》, 천병수, 허정획 외 3인 유한문화사

〈여중·여고생의 피부 및 메이크업이 심리적 안녕감에 미치는 영향〉, 숙명여대 원격대학원 석사학위 논문, 전혜정(2015)

첫 화장을 시작하는 **10대**를 위한

청소년메이크업

초판 1쇄 발행   2016년   10월   21일
초판 2쇄 발행   2019년   8월   5일

저자   한지수, 이유나
펴낸이   박정태
편집이사   이명수
감수교정   정하경
편집부   김동서, 위가연, 전현선
마케팅   조화묵, 박명준, 한성주
온라인마케팅   박용대
경영지원   최윤숙

펴낸곳   북스타
출판등록   2006.9.8 제313-2006-000198호
주소   파주시 파주출판문화도시 광인사길 161 광문각 B/D
전화   031-955-8787
팩스   031-955-3730
E-mail   kwangmk7@hanmail.net
홈페이지   www.kwangmoonkag.co.kr
ISBN   978-89-97383-89-4   13590
가격   15,000원

사진 : 김재희
모델 : 허민희, 정혜린, 신지희, 민유리, 장인환